W0261773

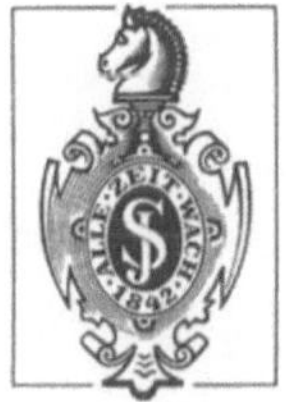

C. Hasslacher E. Spanuth (Hrsg.)

Diabetes und Angiopathie

Mit Beiträgen von

H. Fiedler, C. W. Hamm, C. Hasslacher, K. D. Hepp,
J. Holtz, H. J. Krzywanek, H.-J. Lüddecke, J. Mann,
P.P. Nawroth, D. Tschöpe, R. Ziegler

10. Heidelberger Symposium
über neue Entwicklungen in der Hämostaseologie

Eine Boehringer-Mannheim-Veranstaltung

Heidelberg, 26./27. Juni 1992

Springer-Verlag
Berlin Heidelberg New York
London Paris Tokyo
Hong Kong Barcelona
Budapest

Professor Dr. C. Hasslacher

Medizinische Klinik I, Universität Heidelberg
Bergheimer Straße 58, D-69115 Heidelberg

Dr. Eberhard Spanuth

Boehringer Mannheim
Wissenschaftliches Referat Diagnostika
Sandhofer Straße 116, D-68305 Mannheim

Mit 39 Abbildungen und 12 Tabellen

ISBN 978-3-540-56721-9   ISBN 978-3-642-47621-1 (eBook)
DOI 10.1007/978-3-642-47621-1

Die Deutsche Bibliothek – CIP-Einheitsaufnahme
Diabetes und Angiopathie : mit 12 Tabellen / E. Spanuth ; C. Hasslacher (Hrsg.). –
Berlin ; Heidelberg ; New York ; London ; Paris ; Tokyo ; Hong Kong ; Barcelona ;
Budapest : Springer, 1993
    NE: Spanuth, Eberhard [Hrsg.]

Gesamtherstellung: Triltsch, Würzburg

23/3145-5 4 3 2 1 0 – Gedruckt auf säurefreiem Papier

Grußwort

R. ZIEGLER

Zum 10. Male findet ein Heidelberger Symposium statt – das Motiv der Alten Brücke symbolisiert die Verbindung zwischen wissenschaftlicher und praktischer Medizin. Als roter Faden zieht sich das System der Blutgerinnung durch die Symposien – viele Forscher der Hämostasiologie trugen und tragen auch zum heutigen Symposium bei.

Die gleiche Ausweitung wie bei den wissenschaftlichen Erkenntnissen findet sich auch bei der Thematik. Das 10. Symposium umfaßt neben dem Gerinnungssystem im engeren Sinne dessen engsten Partner, das Gefäßsystem, bezogen auf den Krankheitskomplex des Diabetes mellitus mit seiner Angiopathie und dem Blutdrucksystem mit der Komplikation des Hochdrucks. Damit ist die Niere in den Kreis der diskutierten Hormone mit einbezogen.

Wenn wir Erkrankungen wie den Diabetes mellitus epidemiologisch betrachten, so ist zwar die Lebenserwartung gerade des Altersdiabetikers durch seine gute ärztliche Versorgung nicht schlecht (bei Diagnosestellung um das 75. Lebensjahr herum evtl. sogar länger als beim Nicht-Diabetiker!) – erkauft wird das Älterwerden jedoch auch mit der Zunahme von Alterskrankheiten: Die Zunahme alter Menschen, die das 9. und 10. Lebensjahrzehnt erleben bedeutet leider nicht, daß sie gesünder sind als ihre Altersgenossen in der Vergangenheit. Es gilt daher, die zunehmende Lebenserwartung mit mehr Lebensqualität zu füllen. Hierzu zählt die Aufklärung der Entstehung der Komplikationen des Stoffwechsels und des Gefäßsystems.

Das Ineinandergreifen endokriner Störungen mit dem Stichwort der Insulinresistenz mit ihrer Beeinflussung durch Bluthochdruck ist der Einstieg in unser wissenschaftliches Programm. Die Universalität von Zytokinen und Wachstumsfaktoren in der Krankheitsentstehung der Angiopathie wird evident. Organbezogen wird dies am Schicksal des Gefäßsystems der Extremitäten, des Herzens und der Niere ersichtlich.

Die Rednerliste belegt die Multidisziplinität der Thematik – Daten der Grundlagenforschung bereiten die wichtigen Empfehlungen für Praxis sowohl im diagnostischen als auch therapeutischen Bereich vor. Mein Dank gilt den Zuhörern, die sich für die heutige Thematik interessieren, den Rednern, die ihre Erkenntnisse vorstellen, und dem Organisator, der Firma Boehringer Mannheim, die erneut die Umsetzung neuen Wissens in die praktische Medizin in bewährter Tradition ermöglicht.

Inhaltsverzeichnis

Autorenverzeichnis

FIEDLER, H., Prof. Dr.
  Klinikum Suhl, Institut für Klinische Chemie
  und Laboratoriumsdiagnostik,
  Albert-Schweitzer-Straße, D-98527 Suhl

HAMM, C. W., Priv.-Doz. Dr.
  Universitätskrankenhaus Eppendorf, Medizinische Klinik,
  Abteilung für Kardiologie,
  Martinistraße 52, D-20251 Hamburg

HASSLACHER, C., Prof. Dr.
  Medizinische Klinik I, Universität Heidelberg,
  Bergheimer Straße 58, D-69115 Heidelberg

HEPP, K. D., Prof. Dr.
  III. Medizinische Abteilung und Diabeteszentrum,
  Akademisches Lehrkrankenhaus München-Bogenhausen,
  Englschalkinger Straße 77, D-81925 München

HOLTZ, J., Prof. Dr.
  Medizinische Fakultät, Institut für Pathophysiologie,
  Martin-Luther-Universität Halle-Wittenberg,
  Magdeburger Straße 6, D-06112 Halle

KRZYWANEK, H. J., Dr.
  Zentrum der Inneren Medizin, Abteilung für Angiologie,
  Universitätsklinikum Frankfurt,
  Theodor-Stern-Kai 7, D-60596 Frankfurt am Main 70

LÜDDECKE, H.-J., Dr.
  III. Medizinische Abteilung und Diabeteszentrum,
  Akademisches Lehrkrankenhaus München-Bogenhausen,
  Englschalkinger Straße 77, D-81925 München

MANN, J., Prof.
Städt. Krankenhaus München-Schwabing,
Akademisches Lehrkrankenhaus der LMU,
VI. Medizinische Abteilung,
Kölner Platz 1, D-80804 München

NAWROTH, P. P., Dr.
Medizinische Klinik I, Universität Heidelberg,
Bergheimer Straße 58, D-69115 Heidelberg

TSCHÖPE, D., Priv.-Doz. Dr.
Arbeitsgruppe „Zelluläre Hämostase",
Diabetes-Forschungsinstitut
an der Heinrich-Heine-Universität,
Auf'm Hennekamp 65, D-40225 Düsseldorf

ZIEGLER, R., Prof. Dr.
Medizinische Klinik I, Universität Heidelberg,
Bergheimer Straße 58, D-69115 Heidelberg

Mechanismen der Insulinresistenz[*]

J. Holtz

Zusammenfassung. Unter Insulinresistenz wird i. allg. eine Abschwächung der insulininduzierten Glukoseaufnahme verstanden, die sich hauptsächlich in der Skelettmuskulatur als abgeschwächte Glykogensynthese auswirkt und die hinsichtlich der Plasma-Glukose-Homöostase teilweise kompensiert wird durch Hyperinsulinämie. Dabei sind andere Insulinwirkungen von dieser Resistenz nicht oder weniger betroffen und können über die Hyperinsulinämie zur Prävalenz von Hochdruck, Übergewicht, Dyslipoproteinämie und Typ-II-Diabetes beitragen.

Auf der Ebene der Insulinrezeptoren kann die Resistenz bedingt sein durch: muskelspezifische, präferentielle Expression der niedrig-affinen B-Isoform des Insulinrezeptors sowie – in sehr seltenen Fällen extremer Resistenz – durch verschiedene Mutationen im Gen des Insulinrezeptors oder durch Insulinrezeptorautoantikörper. Auf der Postrezeptorebene können Translokation und/oder Expression des insulinresponsiven Glukosetransporters GluT-4 regulatorisch vermindert werden über den Hexosamin-Stoffwechselweg bei Hyperglykämie plus Hyperinsulinämie, andererseits aber auch durch langanhaltenden Insulinmangel, wobei in diesem Falle die GluT-4 Hemmung/Verarmung teilweise cAMP-vermittelt erfolgt. Die insulinstimulierte Glykogensynthese in der Skelettmuskulatur kann auch gehemmt werden durch endogene Signalpeptide wie Amylin und „Calcitonin-gene-related-Peptide" sowie durch Modulation der Endothelfunktion, der Durchblutung und der Kapillarrekrutierung in der Mikrozirkulation der Skelettmuskulatur.

Obwohl epidemiologische Daten für eine genetische Disposition zur Insulinresistenz sprechen, kann gegenwärtig unter den vielen an der Resistenz potentiell beteiligten Mechanismen keine plausible Präzisierung für eine spezifische Lokalisation dieser genetischen Disposition vorgeschlagen werden.

Begriffsbestimmung

Streng genommen ist die „Insulinresistenz" ein operativer Begriff, der über seine Quantifizierung definiert ist: die Notwendigkeit einer über Normalgrenzen hinausgehende Erhöhung der Plasmainsulinkonzentration für die Normalisierung der Plasmaglukosespiegel bei einer Glukosebelastung. In einer sol-

---

[*] Erstmals veröffentlicht in: Klin Wochenschr 69 (Suppl) 1992, S. 52–62.

chen rein operativen Definition sind keinerlei Einschränkungen hinsichtlich Ursachen oder beteiligter Mechanismen enthalten.

Tatsächlich wird der Begriff Insulinresistenz im medizinischen Sprachgebrauch jedoch gegenwärtig in einer etwas anderen, weniger umfassenden Bedeutung benutzt, als es der strikt operativen Definition entsprechen würde: wir sehen in der Insulinresistenz einen wichtigen *Risikofaktor*, der über die kompensatorisch notwendige *Hyperinsulinämie* beiträgt zur erhöhten Prävalenz von *Hochdruck* (und dessen Folgekrankheiten), von *Übergewicht*, von *Dyslipoproteinämie* (und Arteriosklerose) und von *Typ-II-Diabetes* (der vereinfacht als allmählich erschöpfte Ansprechbarkeit der β-Zellen der Pankreasinseln durch die ständig notwendige, erhöhte Insulinfreisetzung gedeutet werden kann). Diese auch als „Reaven-Syndrom", Stoffwechselsyndrom oder Syndrom-X (Forster 1989; Reaven 1988) bezeichnete Assoziation der Insulinresistenz mit wichtigen Zivilisationskrankheiten ist ja die Ursache für das enorm gestiegene, weit über das Fach der Diabetologie hinausgehende Interesse an der Insulinresistenz. Diese Assoziation verschiedener Erkrankungen mit der gemeinsamen Risikokonstellation von Insulinresistenz und Hyperinsulinämie beinhaltet ja stillschweigend, daß die „Resistenz" nicht alle Wirkungen des Insulins umfassen kann (Abb. 1). Damit die Hyperinsulinämie ursächlich zu den Erkrankungen des Reaven-Syndroms beitragen kann, muß die Resistenz „pathway" spezifisch sein, also nur die insulinabhängige Glukoseaufnahme aus dem Plasma betreffen, aber nicht – oder zumindest deutlich weniger – die anderen Insulineffekte (wie renale Natriumretention, Sympathikusaktivierung, Fettstoffwechselwirkungen und trophische Wirkungen). Die epidemiologisch bedeutsame Insulinresistenz ist also eine Teilresistenz, die nur einen bestimmten Ausschnitt aus dem breiten Spektrum der Insulinwirkungen betrifft. In diesem epidemiologischen Sinn wird heute der Begriff, oft mehr oder weniger unbewußt, in der medizinischen Literatur benutzt.

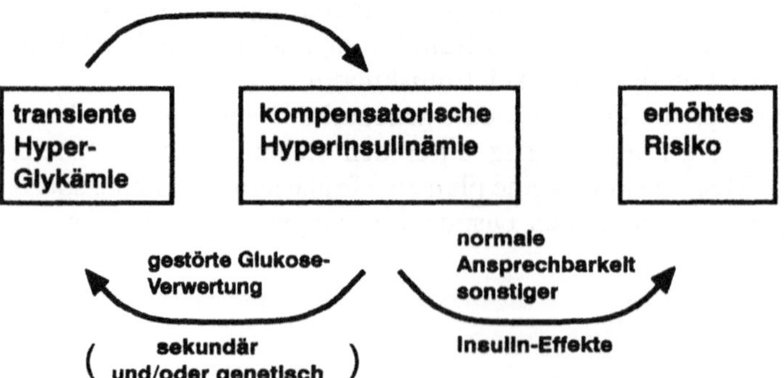

Abb. 1. Insulinresistenz als Risikofaktor. Da die Resistenz nur die Glukoseverwertung betrifft, kann die kompensatorische Hyperinsulinämie über die normale Ansprechbarkeit sonstiger Insulineffekte zum Risiko für die Entstehung von Hochdruck, Übergewicht, Dyslipoproteinämie und Typ-II-Diabetes beitragen. Zu diesen bei Insulinresistenz nicht abgeschwächten Insulineffekten gehören wahrscheinlich renale Natriumretention, Sympathikusaktivierung, Fettstoffwechselwirkungen und trophische Wirkungen

Beispiele für voll erhaltene Teilwirkungen aus dem Insulinspektrum bei Resistenz der insulinabhängigen Glukoseaufnahme sind in Patienten durchaus nachweisbar.

In Typ-II-Diabetikern mit massiver Insulinresistenz (Glukoseclearance unter euglykämischer Insulininfusion: 48% von Kontrolle) besteht eine gegenüber Kontrollpersonen unveränderte Konzentrations-Wirkungs-Beziehung der insulininduzierten Abschwächung der renalen Natriumclearance als Ausdruck der Natriumretention durch Insulin (Scott et al. 1991). Die antinatriuretische Insulinwirkung zeigt also keine Resistenz in Personen mit nachgewiesener, massiver Resistenz der insulininduzierten Glukoseaufnahme. Dieser Befund unterstützt die Hypothese, daß die Kochsalzempfindlichkeit von Hypertonikern überwiegend durch ihre Insulinresistenz (und daraus resultierender Hyperinsulinämie) bedingt ist (Rocchini 1991). Der Befund kann auch erklären, warum in normotensiven, schlanken Jugendlichen die Salzempfindlichkeit der Blutdruckregulation (definiert als Blutdrucksenkung bei kontrollierter Kochsalzreduktion) mit der Insulinresistenz (Hyperinsulinämie bei oraler Glukose) unter Kochsalzbelastung korreliert (Sharma et al. 1990).

Die Resistenz der Glukoseaufnahme während euglykämischer Insulininfusionen in Hypertonikern, Übergewichtigen und Typ-II-Diabetikern betrifft überwiegend den nichtoxidativen Glukosestoffwechsel der Skelettmuskulatur mit dem Einbau der Glukose in Muskelglykogen, während der oxidative Glukosestoffwechsel kaum betroffen ist (Bogardus u. Lillioja 1990; Ferrannini et al. 1987, 1988; Natali et al. 1991). Dies war indirekt gefolgert worden aus der Kombination von Infusionsuntersuchungen mit indirekter Kalorimetrie und konnte kürzlich direkt bestätigt werden mit Quantifizierung der Glykogensynthese in vivo mittels NMR-Skeptroskopie (Shulman 1990). Indirekte Quantifizierungen des Glykogenstoffwechsels bei Insulinresistenz aus Muskelbiopsien (Groop et al. 1989; Thorburn et al. 1990) sind demgegenüber methodisch problematischer und weniger aussagekräftig (Bogardus u. Lillioja 1990). In derartigen Studien mit Resistenz des muskulären Glukoseeinbaus in Glykogen während der euglykämischen Insulininfusion sind die Insulinwirkungen auf die muskuläre Extraktion von Lipidsubstraten, Aminosäuren und Kalium normal, also von der Resistenz nicht betroffen (Ferrannini et al. 1990; Natali et al. 1991).

Es wird auch darüber spekuliert, daß die kompensatorische Hyperinsulinämie bei Insulinresistenz über insulininduzierte Sympathikusaktivierung und über trophische Insulinwirkungen auf kardiovaskuläre Gewebe zu den Erkrankungen des Reaven-Syndroms beiträgt. Dies setzt voraus, daß auch diese Wirkungen von der Resistenz nicht oder weniger betroffen sind. Für die Sympathikusaktivierung im Menschen ist dies immerhin denkbar, wenn auch unbewiesen (Diskussion bei Landsberg 1990; Reaven 1988; Troisi et al. 1991), für die tropischen Wirkungen ist dies naturgemäß im Menschen nicht zu überprüfen.

Eine Insulinresistenz im operativen Sinne ist über viele Mechanismen möglich, die im folgenden vorgestellt werden sollen. Dabei wird jeweils auch geprüft, ob und wie der jeweilige Mechanismus zu der epidemiologisch wichtigen spezifischen Teilresistenz der insulinabhängigen Glukoseaufnahme ohne Beeinträchtigung anderer Insulinwirkungen beitragen könnte. Diese Spezifität ist schwierig zu erklären und in ihren pathophysiologischen Grundlagen noch weitgehend unbekannt.

Die Resistenz von insulinpflichtigen Diabetikern gegenüber injizierbaren Insulinpräparaten aus Schlachttieren durch Immunisierung aufgrund der wiederholten Injektionen von Fremdprotein spielt heute kaum noch eine Rolle und gehört auch nicht in den hier zu diskutierenden Zusammenhang. Auch seltene Syndrome mit Autoantikörpern, die gegen körpereigenes Insulin gerichtet sind (Taylor et al. 1982), gehören wohl nicht in diesen Zusammenhang.

Resistenz auf der Ebene der Insulinrezeptoren

Die Klonierung des Gens für den menschlichen Insulinrezeptor und die damit verbundene Aufklärung seiner Aminosäuresequenz gelang 1984/85 unabhängig voneinander durch 2 Gruppen (Elina et al. 1985; Ullrich et al. 1985). Dabei unterschieden sich die Sequenzdaten beider Gruppen durch einen Einschub von 12 Aminosäuren (36 DNS-Basenpaaren) in der α-Kette (Abb. 2). Später konnte geklärt werden, daß dieser Unterschied 2 verschiedene Insulinrezeptoren charakterisiert, die vom gleichen Gen durch „alternative splicing" bei der Bildung der Boten-RNS kodiert werden, die unterschiedliche Affinität für Insulin haben und die als Insulinrezeptor A und B bezeichnet werden (Moller et al. 1989; Mosthaf et al. 1990; Seino u. Bell 1989; Yarden u. Ullrich 1988).

Mit dieser Strukturaufklärung waren die Voraussetzungen gegeben, um mit der Suche nach Ursachen der Insulinresistenz auf der Ebene der Insulinrezeptoren mittels molekularbiologischer Methoden zu beginnen. Inzwischen konnten eine ganze Reihe von Mutationen des Insulinrezeptorgens in Patienten mit seltenen, erblichen Formen von extremer Insulinresistenz identifiziert werden (Tabelle 1). Bei diesen Formen besteht eine extreme Insulinresistenz im operativen Sinn (Taylor et al. 1991). Es ist bei allen diesen Krankheitsbildern jedoch unklar, ob und welche andere Insulineffekte (neben der Glukoseaufnahme) von der Resistenz nicht betroffen sind.

Auf den ersten Blick erscheinen derartige Resistenzunterschiede im Insulinspektrum unmöglich, wenn die Resistenz durch Mutationen im Gen des Insulinrezeptors bedingt ist. Völlig ausgeschlossen ist diese Möglichkeit jedoch auch dann nicht. Insulin wirkt nämlich teilweise auch über den IGF-I-Rezeptor (IGF, „insulin-like-growth-factor"), bei dessen Aktivierung ebenfalls eine Autophosphorylierung durch die Tyrosinkinase des Rezeptors erfolgt (Übersicht bei Sara u. Hall 1990; Straus 1988). Das biologische Wirkungsspektrum des IGF-I-Rezeptors unterscheidet sich erheblich vom Wirkungsspektrum der Insulinrezeptoren (Sara u. Hall 1990; Strauss 1988). Die Affinität des Insulins für den IGF-I-Rezeptor ist etwa 200fach niedriger als die Affinität für die Insulinrezeptoren, und eine Hyperinsulinämie in diesem Ausmaß kommt auch bei Extremformen der Insulinresistenz nicht vor. Zirkulierendes Insulin kann jedoch an Bindegewebskollagen gebunden werden und dabei seine mitogene

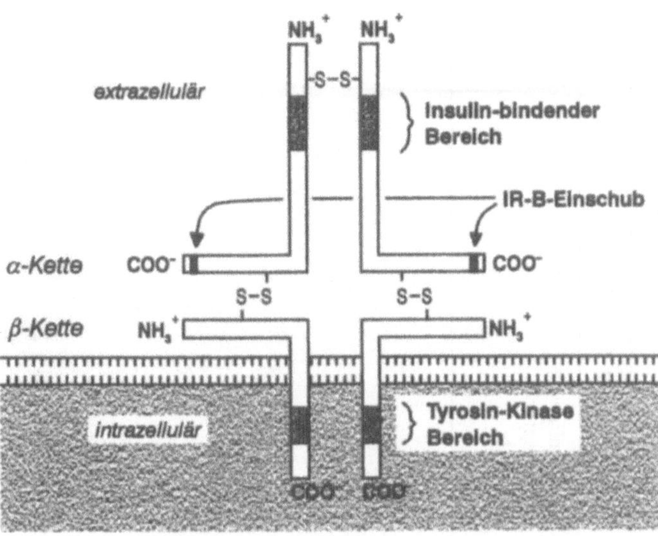

Abb. 2. Schema des Membranrezeptors für Insulin. Der Insulinrezeptor kann als ein transmembranäres allosterisches Enzym aufgefaßt werden, welches aus den α- und β-Untereinheiten in einer β-α-α-β tetramerischen Struktur aufgebaut ist und in dieser Konfiguration durch Disulfidbindungen stabilisiert wird. Die extrazelluläre Insulinbindung an den α-Ketten bewirkt eine transmembranäre Konfigurationsänderung (allosterisches Signal) mit Aktivierung der intrazellulären Tyrosinkinase an den β-Ketten, was zur Autophosphorylierung der β-Ketten im Tyrosinkinasebereich führt. Diese Autophosphorylierung ist Voraussetzung für die weitere Signaltransduktion durch die rezeptorkatalysierte Tyrosinphosphorylierung vieler zellulärer Substrate (Rosen 1987). Die A- und B-Isoformen des menschlichen Insulinrezeptors unterscheiden sich durch einen Einschub von zusätzlichen 12 Aminosäuren am C-terminalen Ende der α-Ketten in der B-Isoform des Rezeptors. Dies bedingt eine geringere Insulinaffinität des insulinbindenden Bereichs des B-Rezeptors über einen nicht geklärten Mechanismus

Wirksamkeit behalten (Yaoi et al. 1991). Denkbar ist also immerhin, daß freigesetztes Insulin auf diese Weise an Zielorganen angereichert werden kann in einer lokalen Konzentration, die für die Aktivierung von IGF-I-Rezeptoren relevant sein könnten trotz seiner geringeren Affinität für diesen Rezeptor.

Auf diesem (noch spekulativen) Weg sind also trophische Insulinwirkungen auch dann denkbar, wenn eine extreme Insulinresistenz der Glukoseaufnahme durch Mutationen im Gen der Insulinrezeptoren (Tabelle 1) besteht. Klinische Merkmale bei Patienten mit solchen Formen extremer Insulinresistenz, wie Acanthosis nigricans oder Hyperandrogenismus (exzessive Testosteronspiegel mit entsprechenden Folgen in Frauen vor der Menopause) korrelieren anscheinend mit der Hyperinsulinämie (Taylor et al. 1991) und könnten durch ein verändertes Spektrum trophischer Insulinwirkungen bedingt sein. Die Mechanismen für die Manifestation solcher Merkmale in diesen Patienten sind jedoch noch weitgehend unklar. Bei der großen Masse von Patienten mit moderater Insulinresistenz im Sinne des Reaven-Syndroms gibt es bisher keinerlei Hinweise für Veränderungen im Gen der Insulinrezeptoren. Auch bei

Tabelle 1. Insulinresistenz durch Mutation am Gen des Insulinrezeptors

Literatur	Art der Mutation				Konsequenz		
	Missense (geänderte Sequenz)	Nonsense (vorzeitige Peptid-verkürzung)	Deletion lückenhaftes Peptid)	Nichtkodierende Abschnitte (Expression vermindert)	Verminderte Rezeptor-dichte	Verminderte Affinität	Verminderte Tyrosin-Ki-nase-Aktivität
Klinkhamer et al. 1989	×						
Kadowaki et al. 1988	×	×			×		
Kadowaki et al. 1990c		×		×	×		
Accili et al. 1989	×				×		
Moller et al. 1990b	×						×
Taira et al. 1989			×				×
Kadowaki et al. 1990b	×	×			×	×	
Shimada et al. 1990			×		×		
Kobayashi et al. 1988a	×					×	
Kobayashi et al. 1988b	×					×	
Moller et al. 1990a	×						×
Kadowaki et al. 1988a	×					×	
Kakehi et al. 1988	×					×	
Yoshimasa et al. 1988	×					×	
Odawara et al. 1989	×						×
Moller et al. 1988	×						×
Imano et al. 1991				×	×		

den Pima-Indianern, einem für seine extrem hohe Prävalenz der Insulinresistenz berühmt gewordenen Stamm (Lillioja et al. 1988), ist nach Untersuchungen an Fettzellen zumindest im proteinkodierenden Abschnitt des Insulinrezeptorgens keine Mutation nachweisbar (Cama et al. 1990; Moller et al. 1990).

Extreme Insulinresistenz kommt auch vor in seltenen Fällen mit Autoantikörpern gegenüber den Insulinrezeptoren (Dons et al. 1983; Taylor et al. 1982, 1989), wobei die klinischen Manifestationen den Syndromen mit Mutationen im Rezeptorgen oft ähneln. Manchmal erfolgt bei solchen Patienten mit Rezeptorautoantikörpern aber auch ein Übergang von extremer Insulinresistenz zur gegenteiligen Hypoglykämie, wenn rezeptoraktivierende Autoantikörper auftreten (Taylor et al. 1982, 1989, 1991). Auch solche Formen haben wohl keine Bedeutung für die Epidemiologie des Reaven-Syndroms.

Dies könnte anders sein bei der kürzlich festgestellten Änderung im Expressionsmuster von A- und B-Typen von Insulinrezeptoren in der Skelettmuskulatur bei Typ-II-Diabetikern (Mosthaf et al. 1991). Die bereits erwähnten B-Rezeptoren (Abb. 2) haben eine um die Hälfte geringere Affinität zu Insulin als die A-Rezeptoren (Mosthaf et al. 1990). Beide vom gleichen Gen kodierten Rezeptorformen werden in verschiedenen Geweben unterschiedlich exprimiert (Cama et al. 1990; Moller et al. 1989; Mosthaf et al. 1990). Bei der Untersuchung von Muskelgewebe aus Beinamputaten wegen arterieller Verschlußkrankheit wiesen Proben von Patienten mit Typ-II-Diabetes durchgehend eine vermehrte Expression des niedrigaffinen B-Rezeptors auf, während Proben von Nichtdiabetikern nur den hochaffinen A-Typ aufwiesen (Mosthaf et al. 1991). Dieser Expressionsunterschied war nicht erklärbar durch unterschiedliche Muskelfaserzusammensetzung der untersuchten Proben, und er war in Blutzellen der gleichen Patienten nicht vorhanden (Mosthaf et al. 1991).

Dieser Befund könnte für die Pathophysiologie des Reaven-Syndroms äußerst wichtig sein. Die insulinabhängige postprandiale Glukoseaufnahme aus dem Blutplasma erfolgt überwiegend in die Skelettmuskulatur. Selbst wenn zwischen A- und B-Rezeptoren keine anderen Unterschiede bestehen sollten (Carrascosa et al. 1991) als der erwähnte, relativ geringe Affinitätsunterschied für Insulin, so reicht der oben beschriebene Expressionsunterschied in einem so großen Organ wahrscheinlich aus, um die Verminderung (Resistenz) der insulinabhängigen Glukoseaufnahme insgesamt zu bedingen. Da diese Expressionsverschiebung nicht in allen Körperzellen der Typ-II-Diabetiker gleichermaßen erfolgt (Mosthaf et al. 1991), könnte dies auch zwanglos die Spezifität der Resistenz im Spektrum der Insulinwirkungen erklären. Unklar ist, ob die reduzierte Tyrosin-Kinase-Aktivität der Skelettmuskelinsulinrezeptoren [81] ebenfalls durch diese Verschiebung der Expression bedingt sein könnte. Ungeklärt ist bisher weiterhin, ob diese Expressionsverschiebung die *Ursache* oder die *Folge* des lange bestehenden Typ-II-Diabetes ist.

Deshalb werden gegenwärtig solche Untersuchungen durchgeführt in jugendlichen Nichtdiabetikern mit erhöhter Insulinresistenz, deren Ergebnisse bald zu erwarten sind. Sollte sich auch hier eine mit der Insulinresistenz korrelierbare Expression des niedrigaffinen B-Rezeptors finden wie bei den Amputatproben, so dürfte ein großer Fortschritt im Verständnis des Reaven-Syndroms erreicht sein. Die weitere Forschung wird sich dann auf die Mechanismen konzentrieren, die zu dieser Verschiebung im Muster der Insulinrezeptorisoformen führen.

Resistenz auf der Postrezeptorebene

Die insulinstimulierbare Glukoseaufnahme in Muskel, Fett, Myokard und einige andere Geweben erfolgt durch die akute Translokation eines „Carrier"-Moleküls von einem intrazellulären, vesikulären Kompartment in die Zellmembran (Übersicht bei Simpson u. Cushman 1986). In der Zellmembran ermöglicht dieser insulinreagible Glukose„carrier" die „erleichterte Diffusion" von Glukose entsprechend dem Konzentrationsgradienten (Simpson u. Cushman 1986). Dieser insulinreagible Transporter gehört zu einer größeren Familie von Transportermolekülen (Gould u. Bell 1990) und wird als „GluT-4" bezeichnet. Seine Sequenzanalyse und Klonierung gelang gleichzeitig mehreren Gruppen (Birnbaum 1989; Charron et al. 1989; Fukumoto et al. 1989; James et al. 1989; Kastner et al. 1989). GluT-4 wird besonders hoch in Endothelien von Geweben mit insulinabhängigem Glukosetransport exprimiert, aber kaum in Endothelien mit insulinunabhängiger Glukoseaufnahme (Vilaro et al. 1989). Diese endotheliale Lokalisation von GluT-4 ist wichtig für die insulinabhängige Glukoseaufnahme aus dem Blutplasma, denn nach Insulinstimulation erfolgt eine 6fache Anreicherung von GluT-4 an der luminalen Endotheloberfläche (Vilaro et al. 1989). Dies könnte erklären, wie endotheliale Funktionsveränderungen an der Insulinresistenz der Glukoseaufnahme beteiligt sind (s. unten).

Die Translokation von GluT-4 bei Insulinbindung an den Insulinrezeptor erfordert die Tyrosinphosphorylierung eines bestimmten zytosolischen Proteins (Bernier et al. 1987; Lane et al. 1990) durch den autophosphorylierten Rezeptor (vgl. Abb. 2). Dieses Protein (422[aP2] oder pp15) ist kloniert und sequenziert (Bernlohr et al. 1984; Hresko et al. 1988) und gehört zu einer Familie hochhomologer Proteine (mit einem Abschnitt für die Tyrosinphosphorylierung durch den aktivierten Insulinrezeptor), die exprimiert werden in Geweben mit insulinabhängiger Glukoseaufnahme (Hreko et al. 1988). Die Translokation von GluT-4 durch tyrosinphosphoryliertes 422[aP2] erfolgt durch einen noch ungeklärten Mechanismus, wahrscheinlich mit Übertragung dieser Phosphorylgruppe auf einen Akzeptor (Lane et al. 1990). Die Autophosphorylierung des Insulinrezeptors führt zur Tyrosinphosphorylierung vieler zytosolischer Substrate (Abb. 2), die an der Signalübertragung der multiplen Insulineffekte beteiligt sein könnten (Rosen 1988). Der spezifische Signalweg zur Translokation von GluT-4 über die 422[aP2]-Phosphorylierung ist natürlich von besonderem Interesse bei der Frage nach den Mechanismen der spezifischen Resistenz der insulinabhängigen Glukoseaufnahme auf der Postrezeptorebene.

Tatsächlich sind Abnormalitäten der GluT-4-Translokation im Fettgewebe von Patienten mit Insulinresistenz (übergewichtige Nichtdiabetiker sowie Typ-

II-Diabetiker) beobachtet worden (Garvey et al. 1988, 1991). Zunächst wurde mit klassischen zellphysiologischen Methoden festgestellt, daß in Zellen von subkutanem Fettgewebe von Patienten mit Insulinresistenz weniger insulintranslozierbare Glukosetransporter vorliegen (Garvey et al. 1988), mit einem nur graduellen Unterschied zwischen nichtdiabetischen Übergewichtigen und Typ-II-Diabetikern, bei denen diese Transporterverarmung besonders ausgeprägt ist [34]. Anschließend wurde mit molekularbiologischen Techniken gezeigt, daß diese Verarmung bedingt ist durch eine Verminderung der Boten-RNS für GluT-4 [38], wobei diese prätranslationale Unterdrückung der GluT-4-Expression bereits in den Übergewichtigen vor der Manifestation des Typ-II-Diabetes nachweisbar ist (Garvey et al. 1991).

Für die Entstehung einer solchen Desensibilisierung des insulinabhängigen Glukosetransports in Fettzellen konnte kürzlich ein spezifisches Regulationsprinzip identifiziert werden (Hresko et al. 1988; Marshall et al. 1991 b). Dieses Prinzip beinhaltet, daß die unter der Kontrolle von Insulin aufgenommene Glukose normalerweise zu 97% den Hauptwegen des Glukosestoffwechsels zugeführt wird (nämlich Glykogensynthese, Pentosephosphatweg oder Glykolyse mit Einschleusung in den Citratzyklus), während nur 2–3% dem Weg zur Hexosaminbiosynthese zugeführt werden (Marshall et al. 1991 b). Aktivierung dieser Hexosaminbiosynthese durch Glutamin führt aber zu einer zunächst reversiblen Blockierung der insulininduzierbaren GluT-4-Translokation (Garvey et al. 1987; Marshall et al. 1991 a) und nachfolgend wahrscheinlich zu einer prätranslationalen Unterdrückung der GluT-4-Expression (Marshall et al. 1991 b). Wird die Glukoseaufnahme durch Insulin und hohe extrazelluläre Glukosespiegel maximal stimuliert, dann wird die Kapazität der Hauptwege des Glukosestoffwechsels überschritten, so daß mehr Glukose der Hexosaminbiosynthese zugeführt wird. Dies führt dann über die Hemmung der GluT-4-Translokation wieder zu einer kompensatorischen Hemmung der überhöhten Glukoseaufnahme (Garvey et al. 1987; Marshall et al. 1991 a, b). Mit diesem Regulationsprinzip können Zellen also ihre Glukoseaufnahme kontrollieren, und dieses Prinzip kann sehr gut erklären, wie Hyperglykämie und Hyperinsulinämie (postprandial!) zu einer zunächst reversiblen Resistenz der insulinabhängigen Glukoseaufnahme in Fettzellen führen.

Für die Insulinresistenz des Reaven-Syndroms ist aber quantitativ in erster Linie die Resistenz in der Skelettmuskulatur entscheidend! Ist demnach die GluT-4-Verarmung in den Fettzellen von Patienten mit Insulinresistenz (Garvey et al. 1988, 1991), die mit der klinisch meßbaren Insulinresistenz korreliert (Garvey u. Kolterman 1988), weniger die Ursache als vielmehr die Folge der Resistenz im Skelettmuskel? Diese würde dann über Hyperinsulinämie und Hyperglykämie auch zur Resistenz und GluT-4-Verarmung durch den Hexosaminmechanismus im Fettgewebe führen. Oder entsteht die Resistenz in Muskulatur und Fettgewebe gleichermaßen durch den Hexosaminmechanismus, wenn reichliche Nahrungszufuhr (und andere Lebensumstände, s. unten) die Häufigkeit von Hyperglykämie und Hyperinsulinämie begünstigen? Resultiert die klinisch meßbare Dominanz der Resistenz in der Muskulatur dann einfach nur aus der riesigen Masse des Organs, wodurch geringe Verschiebungen in diesem Organ große Konsequenzen für die Glukoseverwertung des Gesamtorganismus haben? Zwischen diesen Möglichkeiten kann noch nicht differenziert werden (Garvey et al. 1989), der Versuch könnte der Prioritätsdiskussion über Ei oder Henne ähneln.

Befunde über die Verarmung von GluT-4 in Biopsieproben von Skelettmuskulatur insulinresistenter Patienten sind widersprüchlich (Elton et al. 1990; Marshall et al. 1991 b; Pederson et al. 1990) und berühren das Problem, inwieweit Biopsieproben repräsentativ für dieses große, heterogene Organ sein können. Denkbar ist, daß die GluT-4-Hemmung und nachfolgende Verarmung in Fett und Muskel über den gleichen Hexosaminmechanismus reguliert werden, daß aber diese Regulation im Muskel wegen größerer Kapazität der anderen Glukosewege nur bis zur Hemmung der GluT-4-Translokation führt (Marshall et al. 1991 b).

Die Hemmung der GluT-4-Funktion durch Hyperinsulinämie und Hyperglykämie über den Hexosaminweg ist ein attraktiver Mechanismus für die spezifische Resistenz der insulinabhängigen Glukoseaufnahme auf der Postrezeptorebene, auch wenn die Relevanz dieses Mechanismus für die Skelettmuskulatur noch offen ist. Dessen ungeachtet illustriert dieser Mechanismus, wie die Kombination von Hyperinsulinämie plus Hyperglykämie (die ja auf Insulinresistenz hinweist) zur Verstärkung von Insulinresistenz führen kann. Daraus ergibt sich die Frage, welche physiologische Modulation der insulinabhängigen Glukoseverwertung das Ausmaß von postprandialer Hyperglykämie und Hyperinsulinämie steigern und somit zur Progredienz der Resistenz führen kann.

Physiologische Modulation der insulinabhängigen Glukoseaufnahme

Hormonell induzierte Insulinresistenz

Hierunter sind nicht Wirkungen von Hormonen zu verstehen, die insulinantagonistisch wirken hinsichtlich der Regulation der Plasmaglukosehomeostase, sondern die Peptide Amylin und CGRP („calcitonin gene related peptide"), die spezifisch auf die insulinstimulierte Glykogensynthese im Skelettmuskel wirken (Choi et al. 1991; Cooper et al. 1988; Frontoni et al. 1991).

Amylin ist ein Peptid aus 37 Aminosäuren mit erheblicher Sequenzhomologie zum CGRP [19, 20]. Amylin und Insulin sind gemeinsam lokalisiert in den sekretorischen Granula der β-Zellen der Pankreasinseln, und werden gemeinsam daraus freigesetzt durch Hyperglykämie und andere Stimuli (Butler et al. 1990; Kahn et al. 1990; Mitsukawa et al. 1990). Amylin ist ursprünglich isoliert worden aus Amyloidablagerungen, die in den Pankreas-β-Zellen bei lange bestehendem Typ-II-Diabetes gefunden werden (Cooper et al. 1987), was zum heutigen Namen für das ursprüngliche „diabetes-associated-peptid" geführt hat. Amylin antagonisiert die insulinstimulierte Glykogensynthese im Skelettmuskel in vitro (Cooper et al. 1987; Leighton u. Cooper 1988) und in vivo (Frontoni et al. 1991; Molina et al. 1990; Sowa et al. 1990), wobei es

Speziesunterschiede in der Wirkung zu geben scheint. Amylin wirkt anscheinend über die gleichen Rezeptoren wie CGRP (Chantry et al. 1991; Gulleazza et al. 1991; Molina et al. 1990), das ebenfalls die insulininduzierte Glykogensynthese im Muskel in vivo hemmt (Choi et al. 1991).

Die Amylinlokalisation sowie sein Wirkungsspektrum haben erhebliche Spekulationen über seine mögliche Rolle bei der Insulinresistenz ausgelöst (Johnson et al. 1991; Steiner et al. 1991). Zwei Rattenmodelle sind beschrieben worden, bei denen Insulinresistenz mit Amylinhypersekretion assoziiert ist: die „Obese-Zucker"-Ratte sowie Ratten mit ventromedialen Hypothalamusläsionen (Tokuyama et al. 1991). Doch bisher sind keine Aussagen über die physiologische oder pathophysiologische Bedeutung von Amylin und CGRP im Menschen möglich. Bemerkenswert ist vorläufig, daß durch körpereigene Peptide exakt die Insulinresistenz induziert werden kann, die beim Reaven-Syndrom vorliegt.

Fasten und Insulinmangel

Während Hyperinsulinämie zusammen mit Hyperglykämie zu einer Insulinresistenz führen (s. oben), so scheint umgekehrt auch langanhaltender Insulinmangel (Langzeitfasten oder Typ-I-Diabetes) zum gleichen Ergebnis zu führen. Offensichtlich ist eine Mindestmenge von Insulin notwendig für die physiologische Expression und Synthese von GluT-4 in Geweben mit insulinabhängiger Glukoseaufnahme. Dies ist wiederum am besten untersucht in Adipozyten: GluT-4 und seine Boten-RNS sind dramatisch herabgesetzt in Adipozyten von Ratten beim Fasten oder bei Insulinmangel durch die Induktion von Typ-I-Diabetes mit Streptozotocin, und diese Herabregulation wird überkompensiert durch Wiederfütterung oder Insulinzufuhr beim experimentellen Diabetes (Berger et al. 1989; Garvey et al. 1989; Kahn et al. 1989a, b; Sibitz et al. 1989). Ähnliche Befunde gibt es auch an Skelettmuskelzellen ex vivo (Barnard et al. 1990; Bourey et al. 1990) und in Zellkultur (Walker et al. 1990; Wang et al. 1989). Diese Adipozytenveränderungen sind u. a. mit cAMP assoziiert worden, das bei Fasten und bei Typ-I-Diabetes in Fettgewebe vermehrt vorliegt, und das in kultivierten Adipozyten akute Veränderungen der Transporterfunktion (James et al. 1989) und chronische Expressionsverminderung von GluT-4 auslöst (Kalstner et al. 1991). Ähnliche Veränderungen der insulinabhängigen Glukoseaufnahme erfolgen bei chronischem Fasten auch an menschlichem Gewebe (Pederson et al. 1982), und β-adrenerge Stimulation bewirkt auch im Menschen Insulinresistenz mit Reduktion der Glukoseaufnahme in Muskulatur und Fett (Bessey et al. 1983; Deibert u. DeFronzo 1980). Nach Hypoglykämieperioden gibt es im Menschen eine akute Phase der Insulinresistenz (Attvall et al. 1987; Bolli et al. 1984; Popp et al. 1982), die im wesentlichen durch β-adrenerge Stimulation bedingt ist (Attvall et al. 1987; Popp et al. 1982).

Solche Veränderungen bei Insulinmangel, möglicherweise z. T. cAMP-mediiert, sind von Bedeutung für die allmähliche Entwicklung von Insulinresistenz nach Hemipankreatektomie in Pankreasspendern, denen auf die Dauer anscheinend nicht mehr genügend insulinlieferndes Inselzellgewebe zur Verfügung steht, obwohl es dafür anfangs keine Anzeichen gibt (Kendall et al. 1990). Die Balance zwischen ausreichender Insulinfreisetzung zur Vermeidung von Resistenz einerseits und der Verstärkung von Resistenz durch Hyperinsulinämie und Hyperglykämie andererseits muß sehr subtil reguliert sein, wie das Beispiel der Hemipankreatektomie zeigt. Die Mechanismen dieser Balanceregulation sind unbekannt.

Muskeldurchblutung und Endothelfunktion

Beim Vergleich der Extremitätendurchblutung während euglykämischer Insulininfusionen in übergewichtigen Probanden mit Insulinresistenz und in schlanken Kontrollprobanden ergab sich in beiden Gruppen ein insulininduzierter Anstieg der Beindurchblutung, der aber bei den Übergewichtigen erst bei 4fach höheren Insulinspiegeln erfolgte (Laakso et al. 1990). Diese wichtige Studie zeigt also eine neue Art der Insulinresistenz: diejenige der insulininduzierten Flußzunahme (Laakso et al. 1990). Diese Flußzunahme (+70% in beiden Gruppen) ist minimal, wenn sie mit der arbeitsinduzierten Flußzunahme im Bein verglichen wird. Sie ist aber von ganz entscheidender Bedeutung für den Unterschied in der insulininduzierten Glukoseaufnahme des Beins (die mit der Gesamtkörperglukoseaufnahme korrelierte), denn im Bereich der Insulinkonzentration unter 300 pM bedingt die Flußzunahme 40% der Glukoseaufnahme in den Kontrollprobanden, aber weniger als 2% in den Übergewichtigen (Laakso et al. 1990). Diese insulininduzierte Flußzunahme entwickelt sich sehr langsam über den Verlauf von 2 h und ist wahrscheinlich durch Teilrekrutierung der Kapillarreserve zu erklären. Mit dem allgemein üblichen Plethysmographieverfahren sind derart langsame Änderungen der Kapillarrekrutierung in der Skelettmuskulatur während Insulininfusion nicht zu erfassen, aber für die Glukoseaufnahme der Muskulatur während dieser Infusion sind sie von erheblicher Bedeutung (Laakso et al. 1990).

Daraus ergibt sich die nicht zu beantwortende Frage, inwieweit beispielsweise die Insulinresistenz der Hypertoniker eine Resistenz der Skelettmuskulatur oder eine Resistenz der Mikrozirkulation in der Skelettmuskulatur ist. Gleichermaßen unbeantwortbar bleibt auch die Frage, wieweit die unterschiedliche Beeinflußbarkeit der Insulinresistenz durch Antihypertensiva durch unterschiedliche Effekte in der Mikrozirkulation bedingt ist. Ein lange bekannter Hinweis für die Bedeutung der Muskulaturmikrozirkulation hinsichtlich der Insulinresistenz sind die Korrelationen von Muskelkapillarisierung zu Nüchternglukose und Glukosetoleranz (Lillioja et al. 1987; Lindgarde et al. 1982; Lithell et al. 1981). Außerdem spricht die bereits erwähnte Expression von GluT-4 in Endothelien von insulinempfindlichen Geweben (Vilaro et al. 1989) für eine Rolle der Mikrozirkulation bei der Glukoseaufnahme. Wahrscheinlich ist auch die durch körperliche Inaktivität induzierbare Insulinresistenz in erheblichem Ausmaß durch Veränderungen in der Mikrozirkulation der Skelettmuskulatur mit verursacht. Für den umgekehrten Vorgang, also die akute Reduktion der Insulinresistenz (d. h. die akute Verbesserung der Glukosetoleranz) durch Muskelarbeit gilt allerdings, daß die Veränderung an den Muskelzellen erfolgt: Muskelarbeit erhöht die Zahl der GluT-4-Moleküle in der Zellmembran, wobei ungeklärte Unterschiede zur insulininduzierten GluT-4-Translokation bestehen könnten (Cartee u. Holloszy 1990; Douen et al. 1990 a, b).

Synopsis

Die Entstehung des Typ-II-Diabetes ist in einem ganz erheblichen Maß bestimmt von einer genetisch verankerten Disposition, und das Gleiche gilt wohl für seine Vorläuferstörung, die Insulinresistenz [41]. Diese Insulinresistenz kann aber bisher nur operativ definiert werden als Störung der insulininduzierten Glukoseaufnahme ohne Veränderung anderer Insulinwirkungen, die sich vor allem in der Skelettmuskulatur nennenswert auswirkt und die durch Hyperinsulinämie kompensiert wird.

Diese operative Definition umfaßt viele verschiedene regulatorische Modulationen der insulininduzierten Glukoseaufnahme, während nur für einen verschwindend kleinen Teil von Fällen mit extremer Insulinresistenz eine genetische Basis in Form von Mutationen am Gen des Insulinrezeptors nachgewiesen ist. Aus den bisher bekannten und hier diskutierten Mechanismen der Insulinresistenz kann noch nicht auf einen bestimmten, genetisch bedingten Defekt als wichtigste Ursache der Resistenz geschlossen werden.

Literatur

Accili D, Frapier C, Mosthaf L, McKeon C, Elbein SC, Permutt MA, Ramos E, Lander E, Ullrich A, Taylor SI (1989) A mutation in the insulin receptor gene that impairs transport of the receptor to the plasma membrane and causes insulin resistant diabetes. EMBO J 8:2509–2517

Attvall S, Eriksson BM, Fowelin J, Von Schenk H, Lager I, Smith U (1987) Early posthypoglycemic insulin resistance in man is mainly an effect of β-adrenergic stimulation. J Clin Invest 80:437–442

Barnard RJ, Youngren JF, Kartel DS, Martin BA (1990) Effects of streptozotocin-induced diabetes on glucose transport in skeletal muscle. Endocrinology 126:1921–1926

Berger J, Biswas C, Vicario PP, Strout HV, Saperstein R, Pilch PF (1989) Decreased expression of the insulin-responsive glucose transporter in diabetes and fasting. Nature 340:70–72

Bernier M, Laird DM, Lane DM (1987) Insulin-activated tyrosin phosphorylation of a 15-kilodalton protein in intact 3T3-L1 adipocytes. Proc Natl Acad Sci 84:1844–1848

Bernlohr DA, Angus CW, Lane MD, Bolanowski MA, Kelly TJ (1984) Expression of specific mRNAs during adipose differentiation: identification of a mRNA encoding a homologue of myelin P2 protein. Proc Natl Acad Sci 81:5468–5472

Bessey PQ, Brooks DC, Black PR, Aoki TT, Wilmore DW (1983) Epinephrine acutely mediates skeletal muscle insulin resistance. Surgery 94:172–179

Birnbaum MJ (1989) Identification of a novel gene encoding an insulin-responsive glucose transporter protein. Cell 57:305–315

Bogardus C, Lillioja S (1990) Where all the glucose doesn't go in non-insulin-dependent diabetes mellitus. N Engl J Med 322:262–263

Bolli GB, Gottesman IS, Campbell PJ, Haymond MW, Cryer PE, Gerich JE (1984) Glucose counterregulation and waning of insulin in the Somogyi phenomenon (posthypoglycemic hyperglycemia). N Engl J Med 311:1214–1219

Bourey RE, Koranyi L, James DE, Mueckler M, Permutt MA (1990) Effects of altered glucose homeostasis on glucose transporter expression in skeletal muscle of the rat. J Clin Invest 86:542–547

Butler PC, Chou J, Carter WB, Wang YN, Bu BH, Chang D, Chang JK, Rizza A (1990) Effects of meal ingestion on plasma amylin concentration in NIDDM and nondiabetic humans. Diabetes 39:752–756

Cama A, Patterson A, Kadowaki T, Siegel G, Lillioja S, Roth I, Taylor SI (1990) Cloning of insulin receptor cDNA from an insulin resistant Pima indian. J Clin Endocrinol Metab 70:1155–1161

Carrascosa JM, Vogt B, Ullrich A, Häring HU (1991) Activation of phosphatidylinositol-3-kinase by insulin is mediated by both A and B human insulin receptor types. Biochem Biophys Res Comm 174:123–127

Cartee GD, Holloszy JO (1990) Exercise increases susceptibility of muscle glucose transport to activation by various stimuli. Am J Physiol 258:E390–E393

Chantry A, Leighton B, Day AJ (1991) Cross-reactivity of amylin with calcitonin-gene-related peptide binding sites in rat liver and skeletal muscle membranes. Biochem J 277:139–143

Charron MJ, Brosius FC, Alper SL, Lodish HF (1989) A glucose transport protein expressed predominantly in insulin-responsive tissues. Proc Natl Acad Sci 86:2535–2539

Choi SB, Frontoni S, Rossetti L (1991) Mechanism by which calcitonin gene-related peptide antagonizes insulin action in vivo. Am J Physiol 260:E321–E325

Cooper GJS, Willis AC, Clark A, Turner RC, Sim RB, Reid KBM (1987) Purification and characterization of a peptide from amyloid-rich pancreases of type 2 diabetic patients. Proc Natl Acad Sci 84:8628–8632

Cooper GJS, Leighton B, Dimitriadis GD, Parry-Billings M, Kowalchuk JM, Howland K, Rothbard JB, Willis AC, Reid KBM (1988) Amylin found in amyloid deposits in human type 2 diabetes mellitus may be a hormon that regulates glycogen metabolism in skeletal muscle. Proc Natl Acad Sci 85:7763–7766

Deibert DC, DeFronzo RA (1980) Epinephrine-induced insulin resistance in man. J Clin Invest 65:717–721

Dons RF, Havlik R, Taylor SI, Baird KL, Chernick SS, Gorden P (1983) Clinical disorders associated with autoantibodies to the insulin receptor: simulation by passive transfer of immunoglobulin to rats. J Clin Invest 72:1072–1080

Douen AG, Ramlal T, Cartee GD, Klip A (1990a) Exercise modulates the insulin-induced translocation of glucose transporters in rat skeletal muscle. FEBS Lett 261:256–260

Douen AG, Ramlal T, Rastogi S, Bilan PJ, Cartee GD, Vrani M, Holloszy JO, Klip A (1990b) Exercise induces recruitment of the "insulin-responsive glucose transporter": evidence for distinct intracellular insulin- and exercise recruitable transporter pools in skeletal muscle. J Biol Chem 265:13427–13430

Ebina Y, Ellis L, Jarnagin K, Edery M, Graf L, Clauser E, Ou JH, Masiarz F, Kan YW, Goldfine ID, Roth RA, Rutter WJ (1985) The human insulin receptor cDNA: the structural basis for hormone-activated transmembrane signalling. Cell 40:747–758

Elton CW, Roy L, Moller DE, Pilch PF, Pories WJ, Atkinson SM, Dohm GL (1990) Decreased expression of an insulin-sensitive glucose transporter in muscle from insulin-resistant obese and diabetic patients (Abstr). Diabetes 39 [Suppl 1]:120A

Ferrannini E, Buzzigoli G, Bonadonna R, Giorico MA, Oleggini M, Graziadei L, Pedrinelli R, Brandi L, Bevilacqua S (1987) Insulin resistance in essential hypertension. N Engl J Med 317:350–357

Ferrannini E, Haffner SM, Stern MP (1990) Insulin sensitivity and hypertension. J Hypertens 8 [Suppl 7]:S169–S173

Foster DW (1989) Insulin resistance – a secret killer? N Engl J Med 320:733–734

Frontoni S, Choi SB, Banduch D, Rossetti L (1991) In vivo insulin resistance induced by amylin primarily through inhibition of insulin-stimulated glycogen synthesis in skeletal muscle. Diabetes 40:568–573

Fukumoto H, Kayano T, Buse JB, Edwards Y, Pilch PF, Bell GI, Seino S (1989) Cloning and characterization of the major insulin-responsive glucose transporter expressed in human skeletal muscle and other insulin-responsive tissues. J Biol Chem 264:7776–7779

Galeazza MT, O'Brien TD, Johnson KH, Seybold VS (1991) Islet amyloid polypeptide (IAPP) competes for two binding sites of CGRP. Peptides 12:585–591

Garvey WT, Olefsky JM, Matthaei S, Marshall S (1987) Glucose and insulin co-regulate the glucose transporter system in cultured adipocytes: a new mechanism of insulin resistance. J Biol Chem 262:189–197

Garvey WT, Huecksteadt TP, Matthaei S, Olefsky JM (1988) Role of glucose transporters in the cellular insulin resistance of type II non-insulin-dependent diabetes mellitus. J Clin Invest 81:1528–1536

Garvey WT, Kolterman OG (1988) Correlations between in vivo and in vitro actions of insulin in obesity and diabetes. Diabetes Metab Rev 4:543–570

Garvey WT (1989) Insulin resistance and non-insulin-dependent diabetes mellitus: which horse is pulling the cart? Diabetes Metab Rev 5:727–742

Garvey WT, Huecksteadt TP, Birnbaum MJ (1989) Pretranslational suppression of an insulin-responsive glucose transporter in rats with diabetes mellitus. Science 245:60–63

Garvey WT, Maianu L, Huecksteadt TP, Birnbaum BJ, Molina JM, Ciaraldi TP (1991) Pretranslational suppression of a glucose transporter protein causes in insulin resistance in adipocytes from patients with non-insulin-dependent diabetes mellitus and obesity. J Clin Invest 87:1072–1081

Gould GW, Bell GI (1990) Facilitative glucose transporters: an expanding family. Trends Biochem Sci 15:18–23

Groop LC, Bonadonna RC, DelPrato S, Ratheiser K, Zyck K, Ferrannini E, DeFronzo RA (1989) Glucose and free fatty acid metabolism in non-insulin-dependent diabetes mellitus: evidence for multiple sites of insulin resistance. J Clin Invest 84:205–213

Haffner SM, Stern MP, Hazuda HP, Mitchell BD, Patterson JK (1988) Increased insulin concentrations in nondiabetic offspring of diabetic parents. N Engl J Med 319:1297–1301

Hresko RC, Bernier M, Hoffmann RD, Flores-Riveros JR, Liao K, Laird DM, Lane MD (1988) Identification of phosphorylated 422(aP2) protein as pp15, the 15-kilodalton target of the insulin receptor tyrosine kinase in 3T3-L1 adipocytes. Proc Natl Acad Sci 85:8835–8839

Imano E, Kadowaki H, Kadowaki T, Iwama N, Watarai T, Kawamori R, Kamada T, Taylor SI (1991) Two patients with insulin resistance due to decreased levels of insulin-receptor mRNA. Diabetes 40:548–557

James DE, Hiken J, Lawrence JC (1989) Isoproterenol stimulates phosphorylation of the insulin-regulatable glucose transporter in rat adipocytes. Proc Natl Acad Sci 86:8368–8372

James DE, Strube M, Mueckler M (1989) Molecular cloning and characterization of an insulin-regulatable glucose transporter. Nature 338:83–87

Johnson KH, O'Brien TD, Westermark P (1991) Newly identified pancreatic protein islet amyloid polypeptide – what is its relationship to Diabetes? Diabetes 40:310–314

Kadowaki T, Bevins CL, Cama A, Ojamaa K, Marcus-Samuels B, Kadowaki H, Beitz L, McKeon C, Taylor SI (1988) Two mutant alleles of the insulin receptor gene in a patient with extreme insulin resistance. Science 240:787–790

Kadowaki T, Kadowaki II, Accili D, Taylor SI (1990a) Substitution of lysine for asparagine-15 in the human insulin receptor impairs intracellular transport of the receptor to the cell surface and decreases the affinity of insulin binding. J Biol Chem 265:19143–19150

Kadowaki T, Kadowaki H, Rechler MM, Serrano-Rios M, Roth J, Gorden P, Taylor SI (1990b) Five mutant alleles of the insulin receptor gene in patients with genetic forms of insulin resistance. J Clin Invest 86:254–264

Kadowaki T, Kadowaki H, Taylor SI (1990c) A nonsense mutation causing decreased levels of insulin receptor mRNA: detection by a simplified technique for direct sequencing of genomic DNA amplified by polymerase chain reaction. Proc Natl Acad Sci USA 87:658–662

Kaestner KH, Christy RJ, McLenithan JC, Braiterman LT, Cornelius P, Pekala PH, Lane MD (1989) Sequence, tissue distribution and differential expression of mRNA for a putative insulin-responsive glucose transporter in mouse 3T3-L1 adipocytes. Proc Natl Acad Sci 86:3150–3154

Kaestner KH, Flores-Riveros JR, McLenithan JC, Janicot M, Lane MD (1991) Transcriptional repression of the mouse insulin-responsive glucose transporter (GLUT4) gene by cAMP. Proc Natl Acad Sci 88:1933–1937

Kahn BB, Charron MJ, Lodish HF, Cushman SW, Flier JS (1989a) Differential regulation of two glucose transporters in adipose cells from diabetic and insulin-treated diabetic rats. J Clin Invest 84:404–411

Kahn BB, Cushman SW, Flier JS (1989) Regulation of glucose transporter-specific mRNA levels in rat adipose cells with fasting and refeeding: implications for in vivo glucose transporter number. J Clin Invest 83:199–204

Kahn SE, D'Alessio DA, Schwartz MW, Fujimoto WY, Ensinck JW, Taborsky GJ, Porte D (1990) Evidence of cosecretion of islet amyloid polypeptide and insulin by β-cells. Diabetes 39:634–638

Kakehi T, Hisatomi A, Kuzuya H, Yoshimasa Y, Okamoto M, Yamada K, Nishimura H, Kosaki A, Nawata H, Umeda F, Ibayashi H, Imura I (1988) Defective processing of insulin receptor precursor in cultured lymphocytes from a patient with extreme insulin resistance. J Clin Invest 81:2020–2022

Kendall DM, Sutherland DER, Najarian JS, Goetz FC, Robertson RP (1990) Effects of hemipancreatectomy on insulin secretion and glucose tolerance in healthy humans. N Engl J Med 322:898–903

Klinkhamer M, Groen NA, van der Zon GCM, Lindhout D, Sandkuyl LA, Krans HM, Möller W, Maassen JA (1989) A leucine-to-proline mutation in the insulin receptor in a family with insulin resistance. EMBO J 8:2503–2507

Kobayashi M, Sasaoka T, Takata Y, Hisatomi A, Shigeta Y (1988a) Insulin resistance by uncleaved insulin proreceptor: emergence of binding site by trypsin. Diabetes 37:653–656

Kobayashi M, Sasaoka T, Takata Y, Ishibashi O, Sugibayashi M, Shigeta Y, Hisatomi A, Nakamura E, Tamaki M, Teraoka H (1988b) Insulin resistance by unprocessed insulin proreceptors: point mutation at the cleavage site. Biochem Biophys Res Commun 153:657–663

Laakso M, Edelman V, Brechtel G, Baron AD (1990) Decreased effect of insulin to stimulate skeletal muscle blood flow in obese man: a novel mechanism for insulin resistance. J Clin Invest 85:1844–1852

Landsberg L (1990) Insulin resistance, energy balance and sympathetic nervous system activity. Clin Exp Hypertens [A] 12:817–830

Lane MD, Flores-Riveros JR, Hresko RC, Kaestner KH, Liao K, Janicot M, Hoffman RD, McLenithan JC, Kastelic T, Christy RJ (1990) Insulin-receptor tyrosine kinase and glucose transport. Diabetes Care 13:565–575

Leighton B, Cooper GJS (1988) Pancreatic amylin and calcitonin gene related peptide causes resistance to insulin in skeletal muscle in vitro. Nature 335:632–635

Lillioja S, Young AA, Culter CL, Ivy JL, Abbott WGH, Zawadzki JK, Ykijarvi H, Christin L, Secomb TW, Bogardus C (1987) Skeletal-muscle capillary density and fiber type are possible determinants of in vivo insulin resistance in man. J Clin Invest 80:415–424

Lillioja S, Mott DM, Howard BV, Bennett PH, Yki-Järvinen H, Freymond D, Nyomba BL, Zurlo F, Swinburn B, Bogardus C (1988) Impaired glucose tolerance as a disorder of insulin action: longitudinal and cross-sectional studies in Pima indians. N Engl J Med 318:1217–1225

Lindgarde F, Erickson KF, Lithell H, Saltin B (1982) Coupling between dietary changes, reduced body-weight, muscle-fiber size and improved glucose-tolerance in middleaged men with impaired glucose-tolerance. Acta Med Scand 212:99–106

Lithell H, Lindgarde F, Hellsing K, Lundquist G, Nygaard E, Vessby B, Saltin B (1981) Body weight, skeletal muscle morphology, and enzyme-activities in relation to fasting serum-insulin concentration and glucose-tolerance in 48-year-old men. Diabetes 30:19–25

Marshall S, Bacote V, Traxinger RR (1991a) Discovery of a metabolic pathway mediating glucose-induced desensitization of the glucose transport system: role of hexosamine biosynthesis in the induction of insulin resistance. J Biol Chem 266:4706–4712

Marshall S, Garvey WT, Traxinger RR (1991b) New insights into the metabolic regulation of insulin action and insulin resistance: role of glucose and amino acids. FASEB J 5:3031–3036

Mitsukawa T, Takemura J, Asai J, Nakazato M, Kangawa K, Matsuo H, Matsukura S (1990) Islet amyloid polypeptide response to glucose, insulin, and somatostatin analogue administration. Diabetes 39:639–642

Molina JM, Cooper GJS, Leighton B, Olefsky JM (1990) Induction of insulin resistance in vivo by amylin and calcitonin gene-related peptide. Diabetes 39:260–265

Moller DE, Flier JS (1988) Detection of an alteration in the insulin-receptor gene in a patient with insulin resistance, acanthosis nigricans, and the polycystic ovary syndrome (type A insulin resistance). N Engl J Med 319:1526–1529

Moller DE, Yokota A, Caro JF, Flier JS (1989) Tissue specific expression of 2 alternatively spliced insulin-receptor mRNAs in man. Mol Endocrinol 3:1263–1269

Moller DE, Yokota A, Flier JS (1989) Normal insulin-receptor cDNA sequences in Pima indians with NIDDM. Diabetes 38:1496–1500

Moller DE, Yokota A, Ginsberg-Fellner F, Flier JS (1990a) Functional properties of a naturally occurring Trp 1200->Ser 1200 mutation of the insulin receptor. Mol Endocrinol 4:1183–1191

Moller DE, Yokota A, White MF, Pazianos AG, Flier JS (1990b) A naturally occurring mutation of insulin receptor Ala1134 impairs tyrosine kinase function and is associated with dominantly inherited insulin resistance. J Biol Chem 265:14979–14985

Mosthaf L, Grako K, Dull TJ, Coussens L, Ullrich A, McClain DA (1990) Functionally distinct insulin receptors generated by tissue-specific alternative splicing. EMBO J 9:2409–2413

Mosthaf L, Vogt B, Häring HU, Ullrich A (1991) Altered expression of insulin receptor types A and B in the skeletal muscle of non-insulin-dependent diabetes mellitus patients. Proc Natl Acad Sci 88:4728–4730

Natali A, Santoro D, Palombo C, Cerri M, Ghione S, Ferrannini E (1991) Impaired insulin action on skeletal muscle metabolism in essential hypertension. Hypertension 17:170–178

Obermaier-Kusser B, White MF, Pongratz DE, Su Z, Ermel B, Muhlbacher C, Häring HU (1989) A defective intramolecular autoactivation cascade may cause the reduced kinase activity of the skeletal muscle insulin receptor from patients with non-insulin-dependent diabetes mellitus. J Biol Chem 264:9497–9504

Odawara M, Kadowaki T, Yamamoto R, Shibasaki Y, Tobe K, Accili D, Bevins C, Mikami Y, Matsuura N, Akanuma Y, Takaku F, Taylor SI, Kasuga M (1989) Human diabetes associated with a mutation in the tyrosine kinase domain of the insulin receptor. Science 245:66–68

Pedersen O, Hjollund E, Sorensen NS (1982) Insulin receptor binding and insulin action in human fat cells: effects of obesity and fasting. Metab Clin Exp 31:884–895

Pedersen O, Bak JF, Andersen PH, Lund S, Moller DE, Flier SJ, Kahn BB (1990) Evidence against altered expression of GluT-1 or GluT-4 in skeletal muscle of patients with obesity or NIDDM. Diabetes 39:865–870

Popp DA, Shah SD, Cryer PE (1982) Role of epinephrine-mediated β-adrenergic mechanisms in hypoglycemic glucose counterregulation and post-hypoglycemic hyperglycemia in insulin-dependent diabetes mellitus. J Clin Invest 69:315–326

Reaven GM (1988) Banting lecture 1988: role of insulin resistance in human disease. Diabetes 37:1595–1607

Rocchini AP (1991) Insulin resistance and blood pressure regulation in obese and nonobese subjects: special lecture. Hypertension 17:837–842

Rosen OM (1987) After insulin binds. Science 237:1452–1458

Sara VR, Hall K (1990) Insulin-like growth factors and their binding proteins. Physiol Rev 70:591–614

Seino S, Bell GI (1989) Alternatice splicing of human insulin receptor messenger RNA. Biochem Biophys Res Commun 159:312–316

Sharma AM, Ruland K, Spies KP, Distler A (1991) Salt sensitivity in young normotensive subjects is associated with a hyperinsulinemic response to oral glucose. J Hypertens 9:329–335

Shimada F, Taira M, Suzuki Y, Hashimoto N, Nozaki O, Taira M, Tatibana M, Ebina Y, Tawata M, Onaya T, Makino H, Yoshida S (1990) Insulin-resistant diabetes associated with partial deletion of insulin-receptor gene. Lancet 335:1179–1181

Shulman GI, Rothman DL, Jue T, Stain P, DeFronzo RA, Shulman RG (1990) Quantitation of muscle glycogen synthesis in normal subjects and subjects with non-insulin-dependent diabetes by 13C nuclear magnetic resonance spectroscopy. N Engl J Med 322:223–228

Simpson IA, Cushman SW (1986) Hormonal regulation of mammalian glucose transport. Ann Rev Biochem 55:1059–1089

Sivitz WI, DeSautel SL, Kayano T, Bell GI, Pessin JE (1989) Regulation of glucose transporter messenger RNA in insulin-deficient states. Nature 340:72–74

Skøtt P, Vaag A, Bruun NE, Hother-Nielsen O, Gall MA, Beck-Nielsen H, Parving HH (1991) Effect of insulin on renal sodium handling in hyperinsulinaemic type 2 (non-insulin-dependent) diabetic patients with peripheral insulin resistance. Diabetologica 34:275–281

Sowa R, Sanke T, Hirayama J, Tabata H, Furuta H, Nishimura S, Nano K (1990) Islet amyloid polypeptide amid causes peripheral insulin resistance in vivo in dogs. Diabetologia 33:118–120

Steiner DF, Ohagi S, Nagamatsu S, Bell GI, Nishi M (1991) Is islet amyloid polypeptide a significant factor in pathogenesis or pathophysiology of diabetes? Diabetes 40:305–309

Straus DS (1988) Regulation by insulin of cellular growth and proliferation: relationship to the insulin like growth factors. In: Draznin B, Melmed S, LeRoith D (eds) Insulin action. Alon R Liss, New York, pp 143–152

Taira M, Taira M, Hashimoto N, Shimada F, Suzuki Y, Kanatsuka A, Nakamura F, Ebina Y, Tatibana M, Makino H, Yoshida S (1989) Human diabetes associated with a deletion of the tyrosine kinase domain of the insulin receptor. Science 245:63–66

Taylor SI, Dons RF, Hernandez E, Roth J, Gorden P (1982) Insulin resistance is associated with hirsutism, polycystic ovaries, and elevated plasma testosterone in patients with autoantibodies to the insulin receptor. Ann Intern Med 97:851–855

Taylor SI, Grunberger G, Marcus-Samuels B, Underhill LH, Dons RF, Ryan J, Rodam RF, Rupe CE, Gorden P (1982) Hypoglycemia associated with antibodies to the insulin receptor. N Engl J Med 307:1422–1426

Taylor SI, Barbetti F, Accili D, Roth J, Gorden P (1989) Syndromes of autoimmunity and hypoglycemia: autoantibodies directed against insulin and its receptor. North Am Clin Endocrinol Metab 18:123–143

Taylor SI, Accili D, Cama A, Imano E, Kadowaki H, Kadowaki T (1991) Unusual forms of insulin resistance. Ann Rev Med 42:373–379

Thorburn AW, Gumbiner B, Bulacan F, Wallace P, Henry RR (1990) Intracellular glucose oxidation and glycogen synthase activity are reduced in non-insulin-dependent (Type II) diabetes independent of impaired glucose uptake. J Clin Invest 85:522–529

Tokuyama Y, Kanatsuka A, Ohsawa H, Yamaguchi T, Makino H, Yoshida S, Nagase H, Inoue S (1991) Hypersekretion of islet amyloid polypeptide from pancreatic islets of ventromedial hypothalamic lesioned rats and obese Zucker rats. Endocrinology 128:2739–2744

Troisi RJ, Weiss ST, Parker DR, Sparrow D, Young JB, Landsberg L (1991) Relation of obesity and diet to sympathetic nervous system activity. Hypertension 17:669–677

Ullrich A, Bell JR, Chen EY, Herrera R, Petruzzelli LM, Dull TJ, Gray A, Coussens L, Liao YC, Tsubokawa M, Mason A, Seeburg PH, Grunfeld C, Rosen OM, Ramachandran J (1985) Human insulin receptor and its relationship to the tyrosine kinase family of oncogenes. Nature 313:756–761

Vilaró S, Palacín M, Pilch PF, Testar X, Zorzano A (1989) Expression of an insulin regulatable glucose carrier in muscle and fat endothelial cells. Nature 342:798–800

Walker PS, Ramlal T, Sarabia V, Koivisto UM, Bilan PJ, Pessin JE, Klip A (1990) Glucose transport activity in L6 muscle cells is regulated by the coordinate control of subcellular glucose transporter distribution, biosynthesis, and mRNA transcription. J Biol Chem 265:1516–1523

Wang PH, Moller D, Flier JS, Nayak RC, Smith RJ (1989) Coordinate regulation of glucose transporter function, number, and gene expression by insulin and sulfonureas in L6 rat skeletal muscle cells. J Clin Invest 84:62–67

Yaoi Y, Hashimoto K, Takahara K, Kato I (1991) Insulin binds to type V collagen with retention of mitogenic activity. Exp Cell Res 194:180–185

Yarden Y, Ullrich A (1988) Growth factor receptor tyrosine kinases. Ann Rev Biochem 57:443–478

Yoshimasa Y, Seino S, Whittaker J, Kakehi T, Kosaki A, Kuzuya H, Imura I, Bell GI, Steiner DF (1988) Insulin-resistant diabetes due to a point mutation that prevents insulin proreceptor processing. Science 240:784–787

Insulinresistenz und metabolisches Syndrom

K. D. Hepp

Zusammenfassung. Aus klinischer Sicht sind sowohl die primären als auch die sekundären Formen der Insulinresistenz von Bedeutung. Die primären Defekte betreffen die insulinabhängigen Gewebe mit seltenen Anomalien im Bereich der Strukturen, die die Insulinwirkung vermitteln. Die sekundären Formen sind durch zirkulierende Faktoren bedingt. Bei der Pathogenese des Typ-II-Diabetes wird ein primärer Postrezeptordefekt in der Muskel- und Leberzelle angenommen; bei der voll ausgeprägten Form ist jedoch beides, eine Insulinresistenz und eine gestörte Insulinsekretion zu beobachten. In den milderen Stadien bis zur einer Nüchternglukose von ca. 120 mg/dl dominiert die Insulinresistenz, die sich in einer kompensatorischen Hyperinsulinämie ausdrückt.

Mitte der 80er Jahre wurde von verschiedenen Autoren die Hypothese aufgestellt, daß Adipositas, Diabetes, Hypertonie und Dyslipidämie als Folge einer Insulinresistenz und der damit verbundenen Hyperinsulinämie angesehen werden können. Nach der Hypothese ist eine Hyperinsulinämie die gemeinsame Ursache. Experimentelle Daten unterstützen zwar diese Theorie im einzelnen, es bestehen jedoch Zweifel, ob man generell von einer Hyperinsulinämie sprechen kann. Nach neueren Untersuchungen besteht ein erheblicher Teil der mit herkömmlichen Immunoassays gemessenen Insulinaktivität aus Proinsulin und Proinsulinbruchstücken. Es gilt also abzuwarten, ob die Hypothese einer Hyperinsulinämie als Noxe des metabolischen Syndroms bestätigt werden kann.

Einleitung

Der Begriff Insulinresistenz ist etwas mißverständlich, da es sich ja eigentlich um einen Zustand verminderter Empfindlichkeit der Zielzellen gegenüber dem Hormon handelt. Die Ansprechbarkeit der Organe für Insulin ist zudem variabel, sie kann z. B. eine zirkadiane Rhythmik aufweisen oder sich bei Diabetes je nach der Qualität der Stoffwechseleinstellung verbessern oder verschlechtern. Während man den Begriff in der Klinik zunächst vor allem im Zusammenhang mit Antiinsulinantikörpern verwandte, steht heute die metabolische Insulinresistenz im Vordergrund der Diskussion.

Formen der Insulinresistenz:

1) *fehlerhafte Insulinstruktur*:
   fehlerhafte Primärstruktur,
   inkomplette Umwandlung von Proinsulin;

2) *zirkulierende Antagonisten*:
   erhöhte Spiegel antagonistischer Hormone,
   Antiinsulinantikörper,
   Antirezeptorantikörper;

3) *Defekt an der Zielzelle*:
   Rezeptordefekt,
   Postrezeptordefekt.

Bereits unter bestimmten physiologischen Bedingungen läßt sich eine Insulinresistenz nachweisen.

Insulinresistenz unter physiologischen Bedingungen:

Pubertät,
Schwangerschaft,
hohes Alter,
Streß,
Hunger,
Adipositas.

Aus klinischer Sicht sind sowohl die primären als auch die sekundären Formen der Insulinresistenz von Bedeutung. Die primären oder intrinsischen Defekte betreffen die insulinabhängigen Gewebe (Zielzellen) mit seltenen Anomalien im Bereich des Insulinrezeptors und der Proteinstrukturen, die das Insulinsignal in der Zelle weiter vermitteln (Moller u. Flier 1991).

Primäre Defekte an der Zielzelle:

Mutationen des Insulinrezeptorgens,
Glukosetransporter,
Substrate der Insulinrezeptorkinase,
Inhibitoren der Rezeptorkinase.

Die multiplen sekundären Formen sind durch zirkulierende Faktoren bedingt, deren Beseitigung die normale Insulinempfindlichkeit wiederherstellt. Dazu gehören auch die dargestellten physiologischen Zustände. Unter der großen Zahl von pathologischen Zuständen mit Insulinresistenz sind vor allem endokrine Erkrankungen von Bedeutung („sekundärer Diabetes").

Sekundäre Formen der Insulinresistenz:

endokrine Erkrankungen,
M. Cushing und Cushing-Syndrom

Akromegalie,
Phäochromozytom,
Glukagonom,
Hyperthyreose,
Insulinom;

zirkulierende Substrate und Antagonisten:

freie Fettsäuren,
Lipoproteine,
Amylin (?);

andere Erkrankungen:

Leberzirrhose,
Anämie,
Fieber,
Sepsis,
Ketoazidose.

Im Zusammenhang mit Diabetes mellitus hat Himsworth schon 1936 darauf
hingewiesen, daß es 2 Formen gibt, eine gegenüber Insulin empfindliche und
eine unempfindliche Form. Erst die Entwicklung der Klemm-Technik (Eugly-
cemic Insulin Clamp) in neuerer Zeit, bei der in vivo unter einer Insulininfusion eine bestimmte Glukosekonzentration eingestellt und die zur Erhaltung
des Gleichgewichtes nötige Zufuhr von Glukose als Maß für die Insulinresistenz bestimmt wird (Bergman et al. 1985), hat eine präzise Messung des
Grades einer Insulinresistenz ermöglicht. In den letzten Jahren hat die Insulinresistenz bei der Diskussion um die Pathogenese des Typ-II-Diabetes und das
sog. metabolische Syndrom eine besondere Bedeutung erlangt.

Insulinresistenz und Pathogenese des Typ-II-Diabetes

Prinzipiell können Störungen im Bereich der Insulinsekretion und der insulinabhängigen Organe Leber und/oder Muskulatur zu einer diabetischen Stoffwechselstörung führen. Setzt man voraus, daß der Typ II in seiner Pathogenese
homogen ist, so sprechen die Mehrzahl der Studien für einen primären oder
vererbten Defekt im Sinne einer Insulinresistenz in Muskel und/oder Leber
(De Fronzo 1992; Gerich 1991). Bei der voll ausgeprägten Form ist jedoch
beides, eine Insulinresistenz und eine gestörte Funktion der B-Zelle zu beobachten. Aus Tierexperimenten weiß man, daß ein Sekretionsdefekt durch Hyperglykämie, eine Insulinresistenz wiederum auch durch eine Verminderung
der Sekretionskapazität hervorgerufen werden kann. Der Defekt in der Insulinsekretion bei Typ-II-Diabetes betrifft das Glukosesignal an der B-Zelle, er
ist zumindest teilweise reversibel; man spricht auch von einer Desensibilisie-

rung der Inselzelle für Glukose (Robertson 1989). So fanden z. B. Vague u. Moulin (1982), daß sich die gestörte erste Phase der Insulinsekretion durch euglykämische Einstellung z. T. wiederherstellen läßt. Es ist also wichtig festzuhalten, daß sich beide Störungen, die der Insulinsekretion einerseits und die der Insulinwirkung andererseits, gegenseitig beeinflussen können. Die Verfechter einer primären, womöglich genetisch bedingten Störung der Insulinsekretion gehen von der Beobachtung aus, daß sich in einer gesunden Population bereits Individuen mit verringerter Ansprechbarkeit auf eine Glukoseinfusion identifizieren lassen („low responders"; Cerasi u. Luft 1967). Allerdings ruft bereits eine milde Hyperglykämie (über 115 mg/dl) eine Störung in der ersten Sekretionsphase hervor (Robertson 1989). Bei der Entwicklung eines Typ-II-Diabetes kommt es zu einer verminderten Ansprechbarkeit der B-Zelle wohl als Folge einer kontinuierlichen, wenn auch milden Hyperglykämie (Leahy 1990).

Argumente für die Insulinresistenz als primäre, genetisch bedingte Störung lassen sich aus Studien an homogenen Bevölkerungsgruppen mit hoher Diabetesinzidenz gewinnen. Dazu gehören die Pima-Indianer (Lillioja et al. 1988), Mikronesier (Sicree et al. 1987) oder US-Amerikaner mexikanischen Ursprungs (Haffner et al. 1990). Hier läßt sich ein natürlicher Verlauf beobachten, der vom Stadium der gestörten Glukosetoleranz bis zum Vollbild des Typ II reicht, wobei sich eine „Starling-Kurve" der Insulinsekretion (De Fronzo 1988) darstellen läßt (Abb. 1). In den milderen Stadien bis zu einer Nüchternglukose von ca. 120 mg/dl dominiert die Insulinresistenz, die sich in einer kompensatorischen Hyperinsulinämie ausdrückt. Bei höheren Glukosewerten

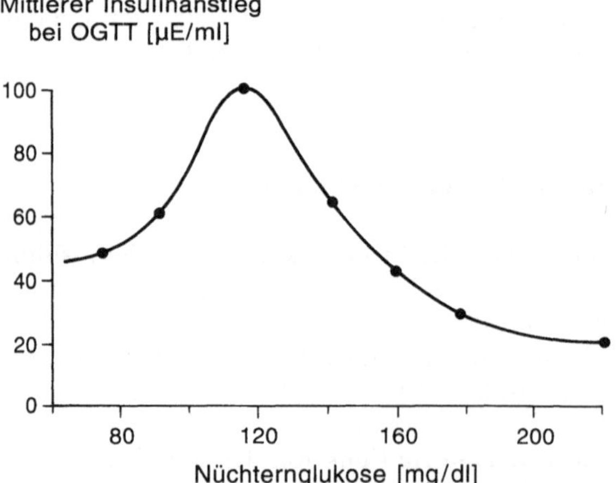

Abb. 1. Insulinsekretion in Abhängigkeit von der Nüchtern-Glukose. Bei pathologischer Glukosetoleranz und leichterer diabetischer Stoffwechselstörung steigt die Sekretionskapazität (gemessen am Plasmainsulin während eines OGTT) bis zu einer Nüchternglukose von ca. 120 mg/dl. Bei schwereren Diabetesformen mit höheren Nüchternglukosespiegeln verschlechtert sich die Insulinsekretion. (Nach De Fronzo 1988)

setzt nun verstärkt der B-Zelldefekt ein, so daß die Insulinsekretion hier kippt. Das Vollbild der Stoffwechselstörung ist schließlich durch die Kombination beider Defekte charakterisiert.

Das metabolische Syndrom

In der westlichen Industriegesellschaft neigen mit zunehmendem Alter größere Bevölkerungsteile zu Adipositas, Diabetes, Hypertonie und Atherosklerose. Bereits in den 60er Jahren wurde vermutet, daß die Hyperinsulinämie zur Entwicklung der Makroangiopathie beiträgt (Stout u. Vallance-Owen 1969). Mitte der 80er Jahre wurde von verschiedenen Autoren die Hypothese aufgestellt, daß Adipositas, Diabetes, Hypertonie und Dyslipidämie, das „tödliche Quartett", als Folge einer Insulinresistenz und der damit verbundenen Hyperinsulinämie angesehen werden können (Modan et al. 1985; Reaven 1988).

Reaven hat in seiner Übersicht 1988 die Assoziation von Insulinresistenz mit Hypertonie und Hyperlipidämie als „Syndrom X" bezeichnet. Obwohl die Hypothese plausibel und bestechend ist, ist der Causalnexus nicht im einzelnen belegt. Insbesondere bleibt offen, ob tatsächlich dem Insulin selbst die Rolle als Risikofaktor zukommt.

Die komplexen pathophysiologischen Zusammenhänge beim metabolischen Syndrom werden in Abb. 2 dargestellt. Eine Insulinresistenz kann sich bei Adipositas und/oder bei der Entstehung des Typ-II-Diabetes entwickeln. Dies betrifft v. a. die androide Form der Adipositas, bei der das Körperfett im abdominellen Bereich konzentriert ist. Die basale Lipolyse ist erhöht, die freien Fettsäuren werden z. T. direkt der Leber zugeführt (Lipolyse des omentalen Fettgewebes), wo sie die Insulinclearance vermindern und die Insulinwirkung an der Leberzelle beeinträchtigt (Abb. 3). Gemeinsam mit der Insulinresistenz am Skelettmuskel führt dies zu einer Hyperinsulinämie. Diese verursacht nun ihrerseits Hypertonie, Hyperlipidämie und auf direktem (Proliferation glatter Muskelzellen) und indirektem Wege (Hypertonie und Hyperlipidämie) die Arteriosklerose.

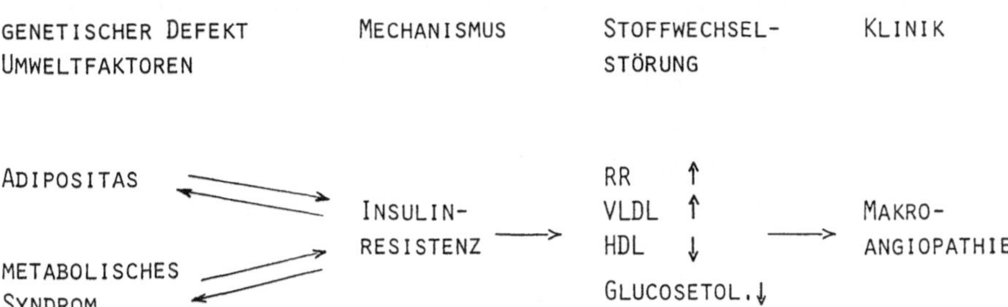

Abb. 2. Pathophysiologie des Metabolischen Syndroms. Nach der Hypothese kommt es bei Insulinresistenz zu einer kompensatorischen Hyperinsulinämie, die für Hypertonus, Dyslipidämie und Makroangiopathie verantwortlich ist

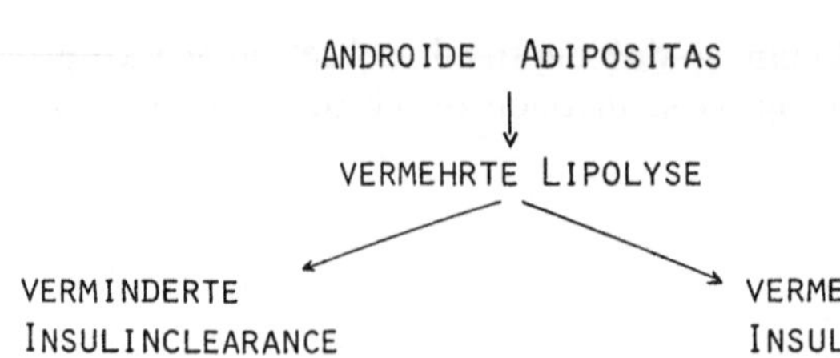

Abb. 3. Adipositas, Insulinresistenz und Hyperinsulinämie

Erst in den letzten Jahren wurden die experimentellen Grundlagen für die Hypothese gelegt, wie Insulin den Blutdruck erhöhen kann (Abb. 4; Daly u. Landsberg 1991). Danach stimulieren Hyperinsulinämie und Hyperglykämie im Bereich des Hypothalamus das sympathische Nervensystem. Erhöhte Sympathikusaktivität und ein direkter Insulineffekt auf die Natriumrückresorption verringern die Natriumausscheidung. Auch die erhöhte Sympathikusaktivität an Herz und Gefäßsystem trägt zur Hypertonie bei. Daneben werden noch indirekte Effekte des Insulins auf den Ionenaustausch diskutiert.

Zur Atherosklerose trägt die durch Insulin stimulierte hepatische VLDL-Synthese bei, wobei im Rahmen der Adipositas auch das Substratangebot (die freien Fettsäuren) vermehrt ist (Abb. 5). Das arteriosklerotische Plaque ist durch eine Vermehrung von Lipid und Kollagen, seinen Gehalt an Schaumzellen und durch eine Proliferation glatter Muskelzellen gekennzeichnet. Auch auf diese Vorgänge läßt sich im Experiment ein Insulineffekt nachweisen.

Insulin und Makroangiopathie:

Proliferation glatter Muskelzellen,
erhöhte VLDL-Synthese und LDL-Rezeptoraktivität,
Stimulation von Wachstumsfaktoren,
Stimulation der Synthese von Bindegewebe,
vermehrte Bildung und verminderter Abbau von intraarteriellen Plaques.

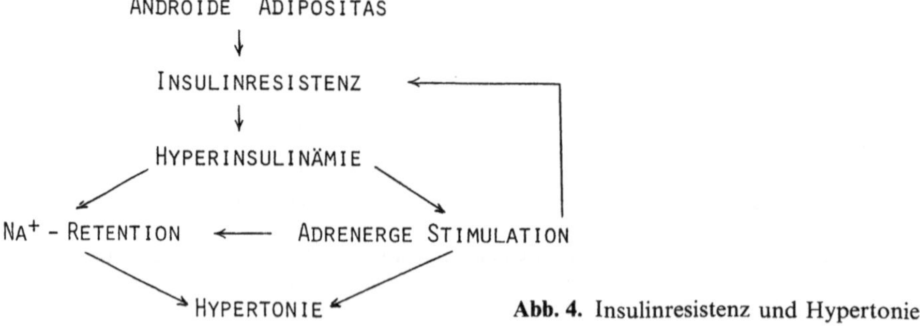

Abb. 4. Insulinresistenz und Hypertonie

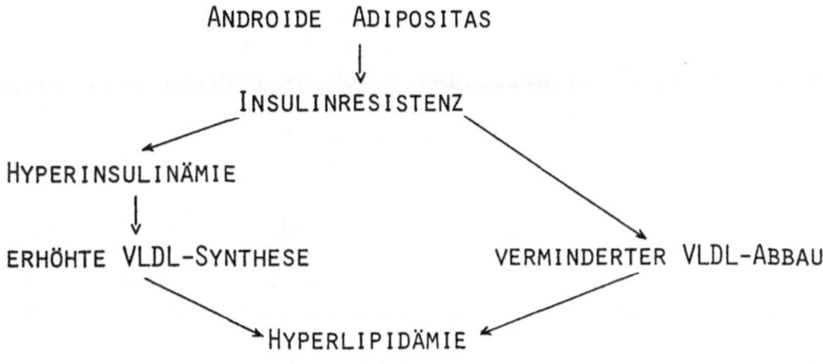

Abb. 5. Insulinresistenz und Hyperlipidämie

Die Insulinwirkung wirkt sich dabei sowohl direkt als auch indirekt über eine Stimulation von Proliferationsfaktoren (z. B. IGF-I) aus.

Die Hypothese stützt sich also auf einen Hyperinsulinismus und setzt einen ungehinderten Insulineffekt auf die genannten Prozesse voraus. Die ursächliche Insulinresistenz hätte also selektiven Charakter, d. h. sie betrifft z. B. die Produktion und Aufnahme der Glukose, nicht aber die VLDL-Synthese. Ferner könnte sich das metabolische Syndrom nur im Vorfeld des Typ-II-Diabetes entwickeln, solange die Insulinspiegel noch erhöht sind.

Insulin oder andere Produkte der B-Zelle?

Eine Reihe von Studien haben die Hyperinsulinämie als Risikofaktor herausgestellt. Über die Epidemiologie wird im Rahmen dieses Symposiums an anderer Stelle berichtet (s. Beitrag Lüddeke). Ob die gemessenen Insulinspiegel aber tatsächlich nur das native Insulin repräsentieren, ist nicht sicher (Temple et al. 1992). Insulin wird in Gegenwart von Peptidspaltprodukten gemessen und Untersuchungen an Patienten mit Typ-II-Diabetes haben ergeben, daß konventionelle Tests einen erheblichen Anteil an insulinähnlichen Produkten mit erfassen. Es ist also durchaus möglich, daß beim Metabolischen Syndrom Proinsulinbruchstücke eine wesentliche Rolle spielen (Nagi et al. 1990).

Literatur

Bergman RN, Finegrad DT, Ader M (1985) Assessment of insulin sensitivity in vivo. Endocr Rev 6:45–86

Cerasi E, Luft R (1967) The plasma insulin response to glucose infusion in healthy subjects and in diabetes mellitus. Acta Endocrinol 55:278–304

Daly PA, Landsberg L (1991) Hypertension in obesity and NIDDM. Role of Insulin and sympathetic nervous system. Diabetes Care 14:240–248

De Fronzo RA (1988) Lilly Lecture. The triumvirate: beta cell, muscle, liver. A collusion responsible for NIDDM. Diabetes 37:667–687

De Fronzo RA (1992) Pathogenesis of Type 2 (non-insulin dependent diabetes mellitus): a balanced overview. Diabetologia 35:389–397

Gerich JE (1991) Is muscle the major site of insulin resistance in type 2 (non-insulin dependent) diabetes mellitus? Diabetologia 34:607–610

Haffner SM, Stern MP, Mitchell BD, Hazula HP, Patterson JK (1990) Incidence of type II diabetes in Mexican Americans predicted by fasting insulin and glucose levels, obesity, an body fat distribution. Diabetes 39:283–288

Himsworth H (1936) Diabetes mellitus: a differentiation into insulin-sensitive and insulin-insensitive types: Lancet I:127–130

Leahy IL (1990) Natural history of B-cell dysfunction in NIDDM. Diabetes Care 13:992–1010

Lillioja S, Molt DM, Howard BV (1988) Impaired glucose tolerance as a disorder of insulin action. Longitudinal and cross-sectional study in Pima Indians. N Engl J Med 318:1217–1225

Modan M, Halkin H, Almog S, Lusky A, Eshkol A, Shefi M, Shitrit A, Fuchs Z (1985) Hyperinsulinemia: a link between hypertension, obesity and glucose intolerance. J Clin Invest 75:807–817

Moller DE, Flier JS (1991) Insulin resistance – mechanisms, syndromes and implications. N Engl J Med 325:938–948

Nagi DK, Hendra TJ, Ryle AJ, Cooper TM, Temple RC, Clark PMS, Schneider AE, Hales CN, Yudkin JS (1990) The relationship of concentrations of insulin, intact proinsulin, and 32–33 split proinsulin with cardiovascular risk factors in type 2 diabetic subjects. Diabetologia 33:532–537

Reaven GM (1988) Banting lecture: Role of insulin resistance in human disease

Robertson RP (1989) Type II Diabetes, Glucose "non-sense" and islet desensitization. Diabetes 38:1501–1505

Sicree RA, Zimmet P, Kind HD, Coventry JO (1987) Plasma insulin response among Nauruans. Predictions of deterioration in glucose tolerance over 6 years. Diabetes 36:179–186

Temple R, Clark PMS, Hales CN (1992) Measurement of insulin secretion in type 2 diabetes: problems and pitfalls. Diabetic Medicine 9:503–512

Vague P, Moulin JP (1982) The defective glucose sensitivity of the B cell in noninsulin dependent diabetes, improvement after twenty hours normoglycemia. Metabolism 3:139–142

Diskussion

Hasslacher:

Ich habe folgende Frage – da ja hier sehr viele Labormediziner sitzen: Ist es denn wirklich nicht möglich, Proinsulin, Insulin und irgendwelche Abbauprodukte heute mit einem ELISA oder RIA exakt zu bestimmen?

Hepp:

Man müßte dafür einen monoklonalen Antikörper haben, der nur gegen das humane Insulinmolekül selbst gerichtet ist und der nicht kreuzreagiert. Die bis jetzt üblichen Insulinantikörper, die zur Bestimmung herangezogen werden, erfassen zum großen Teil alle möglichen Fragmente, das ist auch schon in Diskussion. Angeregt wurde das ganze durch Untersuchungen durch die Arbeitsgruppe von N. Hales in England, die ja zu den ersten Entwicklern des Insulinassay mit dem Doppelantikörper gehören. Diese Arbeitsgruppe hat das genauer untersucht und damit den Anstoß zu der Diskussion gegeben, ob Hyperinsulinämie wirklich Hyperinsulinämie ist.

Bottermann:

Wir waren mal kurze Zeit in der Lage, Proinsulin zu messen, weil wir aus der Arbeitsgruppe von Hales einen Antikörper hatten. Was man festhalten sollte: Das, womit wir Insulin messen, ist ein Immunoassay, und das Proinsulin sowie auch die Splitprodukte reagieren wesentlich weniger kreuz. Wenn man annimmt, daß wir tatsächlich Proinsulin messen, dann müßten es geradezu ungewöhnliche Mengen sein, die die Insulinmengen wesentlich übertreffen, sonst würden wir niemals zu diesen hohen Zahlen kommen. Andererseits wissen wir aber aus der Zeit, wo wir von „Big"- und „Little"-Insulin gesprochen und chromatographische Trennungen gemacht haben, daß der Anteil an diesem „Big"-Insulin, was Sie als Proinsulin oder Splitprodukte in etwa zusammenfassen können, doch nur einen gewissen Prozentsatz der Gesamtmenge ausmachte.

Hasslacher:

Wenn wir schon am metabolischen Syndrom zweifeln, würde ich gerne Ihre Meinung zu den Befunden hören, die von der Düsseldorfer Arbeitsgruppe und anderen auch beschrieben wurden, nämlich die Befunde an Insulinom-Patienten, die nun auch nachweislich hohe Insulinspiegel haben, bei denen aber es meistens nicht zur Adipositas, nicht zu der entsprechenden Fettstoffwechselstörung und nicht zu ausgeprägten Hypertonien kommt.

Hepp:

Das ist immer sehr schwierig, solche Gruppen als Analogie heranzuziehen. Meiner Meinung nach sind wichtige Punkte das Alter und die Länge der Laufzeit, d. h. wenn man einen Menschen mit einem Insulinom über 20 Jahre laufen lassen könnte, dann würde es vielleicht anders aussehen.

N.N.:

Ich möchte zur Diskussion über das Insulin noch folgende Fragen stellen: Könnte man sich vielleicht nicht mit der Bestimmung des C-Peptids aus der Affäre ziehen? Das andere wäre ein Statement, Sie haben ja auf die Wechselwirkungen Insulinresistenz–Fettstoffwechsel hingewiesen und dazu ein Schema gezeigt. Ich bin nicht so ganz damit einverstanden, denn Insulin wirkt ja im Grunde antilipolytisch, und wir bekommen erniedrigte Fettsäurekonzentrationen. Zum zweiten ist es bekannt, daß Insulin sich mehr auf den VLDL-Abbau, weniger auf die VLDL-Synthese auswirkt, d. h. es hat eine Wirkung auf die Lipoproteinlipase. Das sehen wir auch bei den Typ I- oder Typ V-Fettstoffwechselstörungen, bei denen es eben durch Mangel an Lipoproteinlipase zu dieser Chylomikronämie kommt. Also Fazit: Es liegt eher am gestörten VLDL-Abbau als an einer gesteigerten VLDL-Synthese.

Hepp:

Sie haben jetzt die Rechnung ohne die Insulinresistenz gemacht, denn an der Fettzelle ist bei Insulinresistenz das Insulin weniger wirksam, und wir haben deshalb die vermehrte Lipolyse. Die Frage ist natürlich berechtigt, wo liegt die

Störung bei den VLDL, in der Produktion oder im Abbau? Und die Frage ist weiter: Ist die Leber stärker resistent als die Peripherie? Das weiß man noch nicht ganz genau. Es könnte also sein, daß da Differenzierungen in der Resistenz sind. Ganz klar weiß man, der VLDL-Abbau ist gestört. Die Lipoproteinlipase ist ja auch wieder insulinabhängig stimuliert. Wie da die Insulinresistenz wirksam ist, kann ich Ihnen nicht ganz genau beantworten, denn es gibt dazu bisher nur Hypothesen. Zu Ihrer ersten Frage, das betraf das C-Peptid als Index für die Sekretionskapazität, muß man sagen: Natürlich ist das C-Peptid der ideale Index für die momentane Sekretion, aber es sagt nichts über den Insulinspiegel aus.

Tschöpe:
Ich wollte nur noch einmal Ihren Kommentar aufgreifen. Sie haben Herrn Vague bemüht im Zusammenhang zwischen Insulinresistenz und Makroangiopathie. Aber man muß, glaube ich, dann in diesem Zusammenhang auch sagen, und das würde auch Ihre in den letzten Dias geäußerte Kritik am Konzept des metabolischen Syndroms verstärken, daß gerade die Jean Vague-Arbeitsgruppe die Bedeutung der Insulinresistenz ganz anders interpretiert, nämlich über eine hepatisch bedingte Hypofibrinolyse. Und die Hypofibrinolyse ist ja nun auch klinisch epidemiologisch ganz gut evaluiert. Es gab erst jetzt ein zusammenfassendes Paper von dieser Gruppe mit dem Titel „*Die Leber – ein Bindeglied zwischen Arteriosklerose und Thrombose über die Hypofibrinolyse*".

Hepp:
Ich habe Jean Vague und nicht Philippe Vague gemeint und wollte damit nur auf den Entdecker der androiden und gynoiden Adipositas hinweisen. Sie zitieren jetzt natürlich die Arbeitsgruppe Philippe Vague mit den Ergebnissen, die Sie gerade genannt haben.

N.N.:
Ich möchte nur kurz auf die Frage zum Fettstoffwechsel eingehen. Eine Aktivierung der Lipoproteinlipase über das Insulin bedeutet ja einen vermehrten Abbau von VLDL, d. h. wir würden gar nicht das Phänomen finden. Und der entscheidende Mechanismus ist, und das ist durch zahlreiche Studien belegt, tatsächlich die erheblich gesteigerte Synthese. Es liegt auch ein Defekt auf der Ebene der Lipoproteinlipase vor, aber das Entscheidende ist das Gleichgewicht zwischen Synthese und der Degradation, und da liegt der Schwerpunkt eindeutig auf der Synthese.

Fiedler:
Wenn ich gleich noch einmal anknüpfen darf. Es wird ja im Rahmen der Hyperlipidämie und der Makroangiopathie auch diskutiert, inwieweit hier die Glykierung der Apolipoproteine eine Rolle spielt. Ich wollte noch einen anderen Punkt anschneiden. Professor Haller in Dresden hat in den 70er Jahren den Begriff des metabolischen Syndroms ja schon geprägt, und in seiner Zusammenfassung spielte die Harnsäure noch eine Rolle. Wie würden Sie die Zusammenhänge erklären? Oder meinen Sie, daß es keine gibt?

Hepp:
Ja, ich kann wenig dazu sagen, denn die Harnsäure spielt als Risikofaktor zwar
eine gewisse Rolle, aber sie wird in der Zusammenstellung über das metabolische Syndrom beiseite gelassen. Das ist vollkommen richtig. Ich glaube auch
nicht, daß sie irgendwo in diese Mechanismen eingreift. Interessant ist sicher
die Glykierung. Also z.B. die LDL können ihrerseits ja auch glykiert werden
und haben dann andere Eigenschaften in bezug auf den Scavenger Pathway.

N.N.:
In unserer Diskussion gehen wir im wesentlichen immer von einem Zweikom-
partimentmodell aus. Wir sagen Plasmaglukose oder Serumglukose und wir
sagen peripheres Gewebe. Eine große Kritik an den normalen Klemm-Studien
ist ja, daß man immer auch die Suppression der Glukoneogenese mitberechnen
muß. Das kann man eigentlich nur, wenn man markierte Glukose verwendet
und deren Aufnahme mißt, was nicht der Fall ist. Die physiologischen Resi-
stenzen, die Sie genannt haben, also Hunger, Streß, Adipositas, alle die gehen
mit einer Stimulation der Glukoneogenese einher. Ihre zirkulierenden Agonisten, Kortisol als Paradebeispiel, gehen mit einer Stimulation der Glukoneogenese einher. Und sie treffen eben die Schlüsselenzyme, also Pyruvat-Carboxi-
lase und 1,6-Bisphosphatase. Was für mich noch nicht genügend deutlich wird
aus der Diskussion und noch nicht richtig gelingt, ist, die Rolle der hepatischen
Glukoneogenese bei der Entstehung oder im Verlauf einer Insulinresistenz
einzuschätzen. Wir sind mehr auf der peripheren Seite, und es fehlt eigentlich
ein zentraler Platz. Man kann fast alle Symptome auf der Basis einer gesteigerten Glukoneogenese erklären und dann annehmen, daß Glukose selbst und
natürlich die dann kommende Insulinresistenz solche peripheren Effekte induziert. Das war vorhin schon Teil der Diskussion.

Hepp:
Sie greifen in eine heftige Diskussion, die zwischen den Protagonisten der
Leberhypothese und den Verfechtern des Skelettmuskels ein. Wenn Sie aber die
letzten Übersichten lesen, dann sagt z.B. De Fronzo mit gut belegten Zahlen,
daß die Insulinresistenz zu etwa 90% auf die Muskulatur zurückgeht und zu
etwa 10% auf die Leber. Das ist eine harte Aussage, die er in einem der letzten
Reviews gegeben hat. Und die andere Sache ist die Glukoneogenese. Im
Klemm-Versuch haben Sie ein Steady State, und da sind diese Daten über
markierte Glukose erhalten worden, d.h. Sie können schon eine Glukoseaufnahme relativ präzise messen. Das Problem ist ja, wie kann man das ganz
präzise quantifizieren? Aber die ganzen Berechnungen über die Glukose im
Klemm-Versuch gelten heute als wasserdicht.

Hasslacher:
Herr Holtz, einen Kommentar?

Holtz:
Ich würde das auch so bestätigen. Wenn ich den unkomplizierten Hypertoniker in der Clamp-Untersuchung betrachte, dann spielt das in dem Ist-Zustand,

den ich jetzt sehe, wo ich das quantifiziere, nicht die Rolle. Trotzdem ist sein
Argument richtig, wenn er fragt, wie kommt es denn dazu? Ist dann das, was
ich in dem Ist-Zustand erfasse in der Muskulatur, das Primäre oder – und das
hat er zu Recht gefragt – aber das ist offen: Ist das eine sekundäre Reaktion,
daß etwas Primäres im schwankenden 24-Stunden-Spiegel in der Leber mehr
im Vordergrund steht? Dieses Argument ist durch diese Analysen bisher für
mich nicht auszuschließen.

Hepp:
Es gibt ein interessantes Paper aus Australien von der Gruppe von Kraegen
(Diabetes 40: 1397–1403), die im Tierversuch feststellten, daß bei bestimmten
Voraussetzungen eine hepatische Insulinresistenz der Skelettmuskelresistenz
vorausgeht. Aber ob das auf die menschliche Situation zu extrapolieren ist, ist
offen.

Endothelzellstimulation durch AGE –
Ein In-vitro-Modell diabetischer Spätschäden

P. P. Nawroth, J. Lu, M. Abel, Y. Zhang, J. Riedesel F.z.E.,
A. Bierhaus, B. Liliensiek, Th. Vettermann, J. Lin, C. Kapserk
und R. Ziegler

Zusammenfassung. Nichtenzymatische Glykosilierung führt zur Bildung von
AGE-Proteinen. AGE-Proteine werden über spezifische Rezeptoren, die am
Endothel und Makrophagen vorkommen, gebunden, internalisiert und degra-
diert. AGE-Proteine verändern die biologischen Funktionen ihrer Zielzellen:
a) Makrophagen setzten Interleukin-1 und TNF frei, was eine Rolle bei dem
    Umbau von Gewebe beim Alterungsprozeß, oder der diabetischen Spät-
    schäden spielen kann,
b) Endothelzellen setzen auch Interleukin-1 frei, verlieren ihre Barrieren-
    Funktion (erhöhte Permeabilität), werden prokoagulant und verlieren an-
    tikoagulante Eigenschaften. Die Freisetzung von NO wird vermindert und
    die Freisetzung von Endothelin-1 vermehrt. Damit besteht eine Funk-
    tionsänderung zu einer Zelle, die Gerinnselbildung und Vasospasmus för-
    dert.
Die von AGE verursachten Funktionsstörungen des Endothels sind von besonderem Interesse, da v. a. das Endothel der Mikrozirkulation bei der Entstehung der diabetischen Angiopathie wichtig ist. Durch das Studium der lokal
deponierten, das Endothel stimulierenden AGE-Proteine und die Untersuchung der Rezeptorregulation, ist es möglich, ein In-vitro-Modell des diabetischen Spätschadens zu untersuchen.
Letztlich stehen nun auch die Proben zur Verfügung, um die noch offenen
Fragen bezüglich der Funktion des AGE-Rezeptors zu klären:
Liegt seine Bedeutung im Abbau der AGE-Proteine und wäre seine Blok-
kade daher mit einem beschleunigten Alterungsprozeß und einer beschleunigten Entstehung diabetischer Folgeschäden verbunden oder ist seine Funktion
eine die toxischen AGE-Effekte vermittelnde? Bis diese Frage bezüglich Endo-
thel- und Makrophagen-AGE-Rezeptor geklärt ist, kann keine Aussage bezüglich eines neuen therapeutischen Ansatzes gemacht werden.

Einleitung

Längere Exposition von Proteinen mit Aldosen, wie Glukose und Ribose führt
zur Bildung von „*A*dvanced *G*lycosylation *E*ndproducts" (AGEs). Diese nichtenzymatische Reaktion läuft initial über die Bildung instabiler Schiff-Basen
durch Bindung z. B. von Glukose an freie Aminogruppen. Danach entstehen
frühe Glykosilierungsprodukte, die Amadori-Produkte. Später entwickelt sich

das nichtreversible AGE-Produkt. AGEs haben eine heterogene Struktur, eine typisch gelb-braune Pigmentierung und können „cross-links" bilden. Sie akkumulieren im Gewebe mit zunehmendem Alter, beschleunigt v. a. aber beim Diabetes mellitus. Sie können enzymatisch durch das extensive „cross-linking" mit anderen Proteinen nur schwer abgebaut werden. Da sie beim Alterungsprozeß und beim Diabetes mellitus in der Matrix akkumulieren, stellte sich die Frage nach ihrer biologischen Wirkung v. a. in bezug auf die beim Alterungsprozeß und Diabetes mellitus auftretenden Gefäßveränderungen (Brownlee et al. 1988; Oimomi et al. 1988; Monnier et al. 1988; Dunn et al. 1991; Dyer et al. 1991; Sell u. Monnier 1989; Makita et al. 1991; Bucala et al. 1984; Grandhee u. Monnier 1991; Pongor u. Ulrich 1984; Laube u. Ferencz 1988).

AGE-Proteine als Gefäßwand Stimuli/Risikofaktoren

Als Risikofaktoren für die Entstehung der Arteriosklerose werden zirkulierende Faktoren wie LDL diskutiert, als Risikofaktoren bei Vaskulitiden, entzündlichen Gefäßprozessen und Transplantatabstoßung Zytokine wie Tumornekrosefaktor (TNF) oder Interleukin-1. Diese Risikofaktoren zirkulieren. Mit der Akkumulationvon AGEs in der Matrix besteht die Möglichkeit das Konzept um einen lokale deponierten Risikofaktor zu erweitern. Die Vorstellung wäre dann, daß lokale und zirkulierende Mediatoren zusammen zu einer Veränderung der Gefäßwand führen können.

Eine zentrale Rolle in der Regulation der Gefäßwand nimmt seine Innenschicht, das Endothel ein. Dieses ist mit allen Blutbestandteilen in Kontakt und regelt den Transport plasmatischer Proteine und zirkulierender Zellen in das Subendothel. Ein Charakteristikum diabetischer Spätschäden ist die erhöhte Gefäßwandpermeabilität. Diese äußert sich bei Diabetikern auch in der Albuminurie.

Um das Konzept der Bedeutung der AGE-Proteine bei der Entstehung diabetischer Spätschäden zu überprüfen, setzten Brownlee et al. (1986) eine Substanz in Tierversuchen ein, die die Bildung von AGEs verhindert, das Aminoguanidine. Aminoguianidine verhinderte in diabetischen Ratten die AGEs Bildung in Aorten und weist somit einen neuen Weg in der Prävention diabetischer Spätschäden (Brownlee et al. 1986). Großes Interesse galt daher dem Effekt von AGE-Proteinen auf wandständige und zirkulierende Zellen.

AGE-Proteine: Interaktion mit Makrophagen

AGEs binden spezifisch Makrophagen (Vlassara et al. 1985). Die AGE-Bindungsstelle gleicht nicht dem Mannose-/Fukoserezeptor. Am Makrophagen sind $\sim 1 \cdot 10^5$ Bindungsstellen pro Zelle mit einer Affinität von $1,75 \cdot 10^{-11}$ M beschrieben. Bindung führte zur Internalisation und Degradation von AGE-Albumin, ohne daß die Rezeptorzahl herunterreguliert worden wäre [14]. Daher wurde die Hypothese aufgestellt, daß inkomplette Entfernung von AGEs aus der Zirkulation zu toxischen AGE-Erscheinungen führen könnte.

Die Bedeutung der metabolischen Einstellung von Diabetikern für die Rezeptorexpression wurde in Tieren und Menschen untersucht (Vlassara et al. 1988). Kurzfristige Erhöhung der Glukose- oder Insulinspiegel führte zu keiner Veränderung der Rezeptor Expression und Funktion (Degradation von AGE-Albumin). Jedoch konnte in Makrophagen von hypoinsulinämischen diabetischen Tieren eine Verdoppelung der Rezeptordichte mit einer konsekutiv vermehrten AGEs Degradation nachgewiesen werden. Im Gegensatz dazu führte Induktion eines hyperinsulinämischen und hyperglykämischen Zustandes zu einer Verminderung der Rezeptorzahl und Rezeptor abhängigen AGE-Degradation (Vlassara et al. 1988). Diese Befunde wurden als Unterstützung der Hypothese aufgefaßt, daß AGE-Rezeptoren durch Abbau von überschüssig anfallenden AGEs eine pathophysiologisch wichtige Rolle spielen.

Inkubation von Makrophagen mit AGE-Albumin führt nicht nur zum Abbau des AGE-Proteins, sondern auch zur Synthese und Freisetzung von Interleukin-1 und TNF. TNF Freisetzung ist im Zusammenhang mit seinem Einfluß auf Gefäßwandzellen interessant. TNF stimuliert Wachstum von Fibroblasten, Freisetzung von Kollagenase, Wachstumsfaktoren und Zytokinen wie Interleukin-1. Vlassara et al. (1988) spekulierten, daß AGE's induzierte Freisetzung von TNF und Interleukin-1 beim Umbau von Gewebe eine Rolle spielt, da Interleukin-1 und TNF sowohl Nekrose als auch Wachstum induzieren können. Da Makrophagen bei der Gewebe Homeostase als Antwort auf zelluläre Seneszenz oder lokale „Injury" durch Beeinflussung mesenchymaler Zellen und extrazellulärer Matrix aktiv sind, könnte dieser Prozeß durch lokale Akkumulation von AGEs gesteuert werden. Die altersabhängige nichtenzymatische Modifizierung von Matrixproteinen durch AGE-Bildung könnte als „Zeituhr" Makrophagen das Signal geben, TNF, Interleukin-1 und andere Zytokine freizusetzen, welche dann Abbau und Proliferation lokal regeln könnten (Vlassara et al. 1988). Die vermehrte Akumulation von AGEs im Rahmen der Alterung und des schlecht eingestellten Diabetes mellitus könnte dann die vermehrte proliferative Aktivität sowohl des alternden Gewebes als auch der diabetischen Spätschäden erklären.

AGE-Proteine: Interaktion mit Endothelzellen

AGEs binden auch an Endothelzellen (Esposito et al. 1985). Sie induzieren den Tissue Factor, den Rezeptor für Faktor VII, der den extrinsischen Pathway der Gerinnung aktiviert (Esposito et al. 1989). AGEs supprimieren die Expression von Thrombomodulin, das über eine Thrombinbindung seine Substratspezifität ändert und den antikoagulanten Protein-C-Pathway initiiert. Damit führen AGEs am Endothel zu einem prokoagulanten Zustand. Gleichzeitig wird EDRF (NO) gequencht, d. h. die vasorelaxierende Aktivität des Endothels supprimiert (Buccala et al. 1991). Verlust der Relaxation geht einher mit einer AGE-Albumin vermittelten Endothelinfreisetzung (Bierhaus u. Nawroth unveröffentlicht) und Erhöhung der Permeabilität und damit Verlust der Barrierenfunktion (Esposito et al. 1989). Damit stimulieren AGE-Proteine Endothelzellen. Der Effekt von AGEs auf Endothelzellen ist mit einem prokoagulanten, präarteriosklerotischem Zustand mit erhöhter Permeabilität vereinbar.

Kürzlich gelang die Isolation und Klonierung der AGE-Bindungsstellen des Endothels (Schmidt et al. 1992; Neeper et al. 1992). 2 AGE-Albumin bindende Proteine wurden isoliert, das eine mit einem Molekulargewicht von 35 KD, das andere mit einem Molekulargewicht von 80 KD. Die aminoterminale Sequenz des 35 KD Proteins war neu, während die des 80 KD Proteins mit der von Lactoferrin identisch war. Das für das 35 KD Protein kodierende Gen wurde kloniert und als R-AGE („Receptor for AGE") bezeichnet (Neeper et al. 1992). Es gehört der Immunglobulinsuperfamilie an.

Das menschliche RAGE-Protein hat eine extrazelluläre Domäne von 321 Aminosäuren, eine die Membran überbrückende Region von 19 Aminosäuren und eine intrazelluläre Domäne von 41 Aminosäuren. Das Protein besitzt eine Signalsequenz. Vergleiche mit anderen Genen zeigte über eine Strecke von 600 Basen eine ~45% Ähnlichkeit mit Muc 18, einem weiteren Mitglied der Immunglobulinsuperfamilie. Muc 18 wird als Marker der Tumorprogression bei malignem Melanom benutzt. RAGE und Muc 18 haben Ähnlichkeit mit dem neuralen Zell Adhäsionsmolekül (NCAM's). Die 48 karoxyterminalen Aminosäuren von RAGE haben auch 36% Identität mit der zytoplasmatischen Domäne von CD 20, einem B-Zellaktivierungsmarker. RAGE hat nach Computeranalyse 3 mögliche Immunglobulindomänen. Wenn 293 Zellen, die kein AGE-Albumin binden, mit RAGE DNA transfiziert werden, können sie AGE-Albumin binden. Dies bedeutet, daß die isolierte RAGE DNA tatsächlich für einen AGE-Proteinrezeptor kodiert.

Literatur

Brownlee M, Cerami A, Vlassara H (1988) New Engl J Med 318:1315–1321
Brownlee M, Vlassara H, Cerami A (1984) Ann Int Med 101:527–537
Oimomi M, Maeda Y, Hata F, Kitamura Y, Matsumoto S, Hatanaka H, Baba S (1988) J Gerontol 43:B98–B101
Monnier V, Vasanath V, Krank K, Elmets C, Dauchot P, Kohn R (1986) New Engl J Med 314:403–408
Dunn J, Mc Cane D, Thorpe S, Lyons T, Baynes B (1991) Biochemistry 30:1205–2120
Dyer D, Blackledge J, Thorpe S, Baynes B (1991) J Biol Chem 266:11654–11660
Sell D, Monnier V (1989) J Biol Chem 264:21597–21602
Makita Z, Radoff S, Rayfield E, Yang Z, Skolnik E, Delaney V, Friedman E, Cerami A, Vlassara H (1991) New Engl J Med 325:836–842
Buccala R, Model P, Cerami A (1984) Proc Natl Acad Sci (USA) 81:105–109
Grandhee SK, Monnier VM (1991) J Biol Chem 266:11649–11653
Pongor S, Ulrich PC, Bencsath FA, Cerami A (1984) Proc Natl Acad Sci (USA) 81:2684–2688
Laube H, Ferencz A (1988) Deutsch Med Wochenschr 28/29:1127–1128
Brownlee M, Vlassara H, Koonley A, Ulrich P, Cerami A (1986) Science 232:1629–1632
Vlassara H, Brownlee M, Cerami A (1985) Proc Natl Acad Sci (USA) 82:5588–5592

Vlassara H, Brownlee M, Cerami A (1988) Diabetes 37:456–461
Vlassara H, Brownlee M, Manogue KR, Dinarello CA, Pasagian A (1988) Science 240:1546–1548
Esposito C, Gerlach H, Brett J, Stern D, Vlassara H (1989) J Exp Med 170:1387–1407
Buccala R, Tracey K, Cerami A (1991) J Clin Invest 87:432–438
Bierhaus A, Nawroth PP: unveröffentlichte Beobachtung
Schmidt AM, Vianna M, Gerlach M, Brett J, Ryan J, Kao J, Esposito C, Hegarty H, Hurley W, Clauss M, Wang F, Pan E, Tsang C, Stern D (1992) J Biol Chem, in press
Neeper M, Schmidt AM, Brett J, Yan SD, Wang F, Pan E, Elliston K, Stern D, Shaw A (1992) J Biol Chem, in press

Diskussion

Hasslacher:
Wie Sie wissen, bin ich genauso fasziniert von diesen AGE-Proteinen als Faktor, der die Gefäßschäden oder die Pathogenese der Gefäßschäden miterklären kann. Ich habe nur meine Probleme, wenn ich an In-vitro-Versuche denke, diese auch in vivo zu übertragen. Es ist ja so, daß die Bildung der AGE-Proteine Wochen dauert. Wenn man das in vitro macht, Fibrinogen oder irgendwelche Substanzen in vitro „AGEn", wie Sie das gesagt haben, dann brauche ich da sehr hohe Dosen über längere Zeit. Meines Wissens sind doch Gerinnungsfaktoren relativ kurzlebige Proteine und können die überhaupt „geAGEd" werden?

Nawroth:
Es gibt Daten am Beispiel des Antithrombin III und des Fibrinogens, daß ein sehr kleiner Anteil „geAGEd" wird. Beim Antithrombin III ist auch beschrieben, daß die Funktion des Moleküls im Rahmen des AGE-Prozesses geringer wird. Die Frage ist, ob das von pathophysiologischer Bedeutung ist. Wahrscheinlich eher nein, weil die Halbwertszeit nicht so lang ist. Aber mit dem Albumin und Matrixproteinen haben wir Proteine, deren Halbwertszeit lang genug ist. Und die Veränderung der Gerinnung, die ich Ihnen zeigte, war nicht das „AGEn" vom Tissue-Faktor oder das „AGEn" vom Thrombomodulin, sondern daß AGE-Proteine, die entweder vorher in der Matrix gebildet wurden oder die wir exogen hinzugezogen haben, die Zelle stimulieren, diese Rezeptoren ganz normal herzustellen.

Hasslacher:
Ja, nur diese Faktoren, die gebildet werden, bis sie „geAGEd" werden, brauchen ja eine gewisse Zeit.

Nawroth:
Nein, das ist vielleicht ein Mißverständnis. Albumin kann ganz normal „geAGEd" werden. Die Halbwertszeit ist lang genug. „Kollagen" kann geAGEd werden. Die Halbwertszeit ist lang genug. Wenn Sie das auf eine Zelle tun, verändert die Zelle ihr Transkriptionsverhalten, und es werden Gene aktiviert oder inaktiviert. Aktiviert wird z. B. Tissue-Faktor.

N.N.:
Ich habe eine Frage dazu, wo Sie den Einfluß von Aminoguanidin in den diabetischen Ratten zeigen. Wenn Sie Aminoguanidin infundieren, erhöhen Sie ja ganz beträchtlich den Plasmahistaminspiegel. Und es wäre doch ganz gut vorstellbar, daß dann die Gefäßdilatation, die bei den nichtdiabetischen Ratten funktionierte, bei den diabetischen durch das Histamin funktioniert, was Sie in erheblichen Mengen durch Aminoguanidininfusion bekommen. Ich wäre etwas überzeugter, wenn Sie in den Fällen zumindest Antihistaminika gegeben hätten.

Nawroth:
Erstens sind das nicht meine Versuche, sondern die der New Yorker Gruppe. Ihr Argument würde von dieser Arbeitsgruppe wahrscheinlich so beantwortet, daß sie 2 Stimuli benutzt hat, nämlich einmal Acetylzystein und zum zweiten Nitroglyzerin, d. h. sie haben einmal direkte NO-Gabe und das andere Mal eine Aktivierung der NO-Freisetzung am Endothel, d. h. sie haben beide Mechanismen schützen können durch Aminoguanidin. Der Versuch mit den Antihistaminika ist nicht gemacht worden, aber ich denke, dadurch daß diese 2 völlig verschieden angreifende Mediatoren benutzt wurden, ist ihr Argument etwas entkräftet.

Ziegler:
Herr Nawroth, gibt es eine Physiologie des AGE-Proteins und damit natürlich auch des AGE-Rezeptors oder ist es ein reiner „Müllräumerrezeptor"?

Nawroth:
Das ist eine der Fragen, die uns im Augenblick sehr beschäftigen. Eins ist sehr interessant: diabetische Spätschäden – denken wir an die Retina – haben mit der Gefäßproliferation etwas zu tun. Und daß Gefäße proliferieren, konnten wir in Zusammenarbeit mit der Arbeitsgruppe Stern zeigen, nämlich daß AGE-Proteine Proliferation des Endothels in vitro auch fördern. Man kann inzwischen sogar Neoangiogenese in Tierversuchen nachweisen. Die Frage ist, was ist der natürliche Ligand? Und da muß man sagen, daß wir das alles nicht so richtig wissen. Wir haben jetzt Untersuchungen gemacht, dabei habe ich mir in Zusammenarbeit mit einem Pathologen im Tropeninstitut Hamburg einfach einen proliferativen Endothelzelltumor mal vorgenommen. Und diese proliferativen Endothelzelltumore sind die Kaposi-Sarkome. Wir haben eindeutig nachweisen können, daß sie Endothelzellmarker exprimieren. Ein Protein, das ganz stark exprimiert wird, ist interessanterweise der AGE-Rezeptor. Wenn Sie bedenken, daß die Endothelzellen drumherum alle proliferativ aktiv sind, muß man sich fragen, was die biologische Bedeutung ist. Genauso haben wir von der Sektion Nephrologie in Zusammenarbeit mit einem Pathologen jetzt die ersten Patienten mit Abstoßung von Nierentransplantaten und mit der Abteilung Gastroenterologie die Abstoßung von Lebertransplantaten untersucht. Bei den Untersuchungen ergab sich eine deutliche Induktion des Rezeptors, so daß man sich fragt: Ist dieser Rezeptor, der sicherlich AGE-spezifisch

bindet und ein AGE-Rezeptor ist, ausschließlich ein AGE-Rezeptor oder ein Rezeptor, der mit Krankheiten zu tun hat, in denen eine Neubildung eines Endothels notwendig ist, um die Lücke wieder zu schließen? Genau deswegen haben wir auch TNF und Radikale als Mediatoren untersucht.

N.N.:
Die Akkumulation von AGE könnte ja auf 2 Mechanismen zurückzuführen sein: Einerseits auf die Produktion, andererseits auf irgendwelche Rezeptordefekte. Erstens haben Sie da irgend etwas untersucht und dann die 2. Frage, die man sich natürlich als Kliniker stellt, wie hängt das denn nun mit der Hyperglykämie zusammen? Brauchen Sie eine Hyperglykämie, brauchen Sie die nicht, ist das nur altersabhängig und wie hängt das mit dem Gleichgewicht mit der normalen Glykosilierung der Proteine zusammen?

Nawroth:
Es gibt ein paar Konstanten in dieser Reaktion. Und die ergeben sich einfach aus dem, was vorhanden ist. Vorhanden ist in allen von uns die gleiche, mehr oder weniger gleiche Temperatur und wir alle haben Proteine genügend und DNA genügend in unserem Körper, um soviel glykieren zu können, wie wir wollen. Das, was die Variablen sind, ist erstens die Zeit und damit das Alter und zweitens die Glukosekonzentration und damit die Frage Diabetes. Ich habe deutlich gesagt, daß die AGE-Proteine – und das Beispiel der Niereninsuffizienten zeigt das – nicht diabetesspezifisch sind, sondern beim Diabetiker nur deutlich schneller akkumulieren als bei der Normalperson.

N.N.:
Das würde natürlich implizieren – und daran sind wir ja alle furchtbar interessiert –, daß die Hyperglykämie ein Risikofaktor zu diesem Komplex darstellt.

Nawroth:
Wenn ich Endothelzellenmatrix in der Anwesenheit hoher Glukosekonzentrationen erhalte, bekomme ich nachher, wenn ich darauf eine Endothelzelle wachsen lasse, einen ganz anderen Phänotyp, als wenn ich das mit normalen Glukosekonzentrationen mache. Die Glukose ist wichtig, das ist jedoch nicht der einzige Zucker; Fruktose und andere spielen auch eine Rolle.

N.N.:
Nur leider ist natürlich das Problem, wie sieht das mit der Hyperglykämie als Risikofaktor aus? Da gibt es ja viele Ansätze und eigentlich ein sehr widersprüchliches Bild. Es wäre natürlich ausgesprochen interessant, wenn man da einen „Pathway" finden würde, der schlüssig wäre.

Nawroth:
Das, was Sie hier haben, ist die Entstehung eines Spätschadens, der mit der Akkumulation dieser Proteine in Zusammenhang zu bringen ist. Umgekehrt hemmen sie die Bildung dieser Proteine, und Sie können in Ratten Spätschä-

den verhindern. Deswegen habe ich vorhin ja noch einmal gesagt, in diesen Punkten ist dieses Modell konsistent, wenn auch sicher keineswegs der einzige „Pathway", der zur diabetischen Angiopathie führt.

Tschöpe:
Ich habe eine Frage zu dem Befund, den Sie demonstriert haben, daß Sie mit Aminoguanidin die NO-Produktion oder den Verlust der NO-Produktionskapazität bessern können. Es ist jetzt ein Paper erschienen, das zeigt, daß Aminoguanidin zumindest die nichtgenuine NO-Synthetase massiv blockiert. Wir wissen aus Pilotstudien, daß sie zumindest mit relativ hohen Dosen, wie Sie sie diskutieren müssen, um klinische Effekte zu sehen, zumindest passagere Blutdruckerhöhungen sehen. Deshalb folgende Frage an Sie: Können die Dosen, die in diesen In-vitro-Modellen eingesetzt worden sind, mit diesem Effekt irgendwie konkurrent gemacht und diskutiert werden? Ich kann mir das noch nicht so richtig vorstellen.

Nawroth:
Sie haben genau richtig gesagt, was untersucht wurde in diesen Tierversuchen, das Quentchen von NO, nicht die Synthese von NO, und die Induktion der Synthese am Makrophagen, der eine induzierbare NO-Synthese hat, ist wiederum etwas anderes als das Quentchen vom NO, das von einer permanent exprimierten NO-Synthetase am Endothel verursacht wird. Das sind, glaube ich, wirklich 2 voneinander zu trennende Prozesse. Deswegen habe ich mehrfach betont, daß es noch nicht klar ist, wie Aminoguanidin wirklich wirkt. Es hat noch keiner gezeigt, wie Aminoguanidin auf die endogene NO-Synthetase des Endothels wirkt.

N.N.:
Wir haben auf den eigentlich ja schon länger bekannten Befund hingewiesen, daß Ascorbat die nichtenzymatische Glykosilierung hemmt. Das wäre ja nun der einfache klinische Ansatz. Es gibt auch einige In-vivo-Untersuchungen. Wie würden Sie jetzt den Stand einschätzen?

Nawroth:
Mit Ascorbat gibt es nun schon einige Studien. Ascorbat ist eine extrem komplizierte Substanz. Je nach Konzentration ist es radikal-bildungshemmend oder fördernd. Die orale Resorption ist sehr unzuverlässig, so daß wir aufgrund schwankender Spiegel zwischenzeitlich eine Radikalebildungsförderung haben und dann wieder eine Hemmung der Radikalbildung. Das ist einfach eine der Erklärungen dafür, daß die klinischen Studien bis jetzt nicht überzeugend waren. Auf der anderen Seite haben Sie auch gesehen, daß im Vergleich zu anderen Substanzen, wie z.B. Pyrodoxalphosphat, der Effekt sehr viel geringer war.

Tschöpe:

Ich will noch einmal auf die Frage der Antioxidanzien zurückkommen. Es könnte ja doch im Augenblick ganz attraktiv sein, hinzugehen und zu sagen, wir können dieses ganze AGE-Konzept, z. B. durch adjuvante Supplementierung oder sagen wir mal einfach Gabe von wie Vitamin E, überfahren. Ich frage das bewußt, weil Sie jetzt in dieser Darstellung sehr stark auf das Stichwort oxidativen Streß abgehoben haben. Haben Sie da eine Vorstellung, vielleicht auch eine eigene Spekulation?

Nawroth:

Herr Hasslacher und ich haben schon immer wieder überlegt, ob man das nicht in einem Versuch mal angehen sollte. Die Frage ist eben nur die, zumindest die In-vitro-Ergebnisse, wenn wir den AGE-Rezeptor supprimieren: Haben wir dann etwas Gutes getan oder haben wir eine Abbaustätte dieses Rezeptors auch unterdrückt?

Das Renin-Angiotensin-System bei Diabetes mellitus

J. MANN, H. WALTER, K. HILGERS und F. LUFT

Zusammenfassung. Das Reninsystem bei Patienten mit Diabetes mellitus stößt in letzter Zeit wieder auf ein vermehrtes Interesse. Dies liegt darin begründet, daß pharmakologische Hemmsubstanzen des Reninsystems mit Erfolg unter verschiedenen Indikationen bei Patienten mit Diabetes mellitus eingesetzt werden. Ziel der vorliegenden Arbeit ist es, eine Übersicht über die Literatur zum Reninsystem bei Diabetikern zu geben. Diese Übersicht zeigt in Übereinstimmung mit eigenen Befunden, daß die Aktivität des Renin-Angiotensin-Systems (RAS) bei Diabetikern mit ausreichender Stoffwechselkontrolle normal oder eher gesteigert ist. Bei Patienten mit einer diabetischen Nephropathie wird eine erhöhte, aber auch eine verringerte Aktivität des RAS angegeben. Die Befunde widersprechen der häufig vorgetragenen Vermutung, daß das RAS bei Diabetes mellitus generell supprimiert und funktionell inaktiv sei. Gegen diese Vermutung sprechen Befunde beim Menschen, die einen eher erhöhten Angiotensin-II-Rezeptorbestand zeigen. Auch die Pressorantwort auf infundiertes Angiotensin II ist beim Diabetiker deutlich gesteigert. Diese gesteigerte Ansprechbarkeit ist um so bedeutsamer, da beim Diabetiker das RAS nicht durch den erhöhten Körpernatriumbestand supprimiert ist. Eine Reihe von Daten sprechen dafür, daß auch die Widerstandsgefäße der Niere beim Diabetiker vermehrt auf Angiotensin II reagieren. Hier könnte eine Ursache für die bekannte Hyperfiltration liegen. Jedenfalls wird übereinstimmend von verschiedenen Autoren eine druckunabhängige Verminderung der Mikroalbuminurie nach Hemmung des RAS – vor allem bei Typ I Diabetes – gefunden. Dies ist ein möglicher indirekter Hinweis auf eine Verminderung des glomerulären kapillaren Drucks, wobei Veränderungen der Siebeigenschaft der Basalmembran, tubuläre Rückresorption von Albumin sowie die glomeruläre Oberfläche nicht unberücksichtigt bleiben dürfen.

Einleitung

Die vorliegende Übersicht befaßt sich mit der Frage, ob das Renin-Angiotensin-System (RAS) eine Rolle in der Kontrolle des Blutdrucks und in der Genese der Nephropathie bei Diabetes mellitus (DM) spielt. Es ist bekannt, daß das aktive Prinzip des RAS, das Octapeptid Angiotensin-II (ANG-II) präferentiell – schon bei 10^{-12}–10^{-11} M – die efferente glomeruläre Arteriole konstringiert und somit den glomerulär-kapillären Druck steigert. Darüber hinaus wurde aus tierexperimentellen Studien geschlossen, daß die Höhe des glomerulär-kapillären Drucks weitgehend das Ausmaß einer fokalen Glomerulosklerose bei der Ratte bestimmt. Natürlich unterscheidet sich die diabetische von der fokalen Glomerulosklerose anderer Genese erheblich. Trotzdem waren diese Daten Anlaß, sich besonders mit dem RAS bei DM zu befassen. Zudem zeigen gerade Daten bei Patienten mit DM, wie groß die Bedeutung des Blutdrucks für die diabetische Nephropathie ist. Daraus ergibt sich die Frage nach der Rolle des RAS für die Regulation des arteriellen Drucks bei DM.

Im folgenden möchten wir einen Überblick über die derzeit verfügbaren Studien zur Plasmakonzentration der hormonellen Agonisten des RAS, zur Ansprechbarkeit der Zielorgane des RAS, zur ANG-II-Rezeptordynamik und zur Hemmung des Reninsystems geben. Wir beschränken uns auf den Typ-I- und -II-DM des Menschen und auf seine renalen Komplikationen. Tierexperimentelle Befunde werden nur am Rande erwähnt, da ihre Relevanz für die diabetische Nephropathie beim Menschen noch umstritten ist.

Plasmarenin, Plasmaangiotensin II, Plasmaaldosteron bei Diabetes mellitus

Die Reninsekretion ist von vielen Faktoren abhängig, so daß a priori keine einheitlichen Ergebnisse zu erwarten sind. In einer kürzlich veröffentlichten Übersicht (Mann u. Ritz 1988a) haben wir die wichtigsten einschlägigen Arbeiten ausgewertet und zusammengefaßt. Einige Punkte lassen sich aus der Datenfülle herauskristallisieren. Zunächst fällt auf, daß die früher als Regelfall angenommene Suppression des RAS bei DM häufig nicht gefunden wird.

Beim normotensiven Typ-I-Diabetiker ohne Spätkomplikation ist die basale Plasmareninaktivität (PRA) normal oder erhöht. Häufig sind auch PRA und ANG II Plasmaspiegel bei Typ I Diabetikern, obwohl im Normbereich liegend, in der Tendenz erhöht, wenn dies auch bei kleineren Fallzahlen nicht immer signifikant ist (Drury et al. 1984, Drury u. Bodansky 1985; Paulsen et al. 1989). Nur in einer sehr sorgfältig kontrollierten skandinavischen Studie an über 70 Patienten wird über eine verminderte ANG II Plasmakonzentration bei gleichzeitig normaler PRA, ANG I und normalem Plasmaaldosteron berichtet (Feldt-Rasmussen et al. 1987; Semple et al. 1976). Paulsen et al. (1989) berichten interessanterweise, daß die Mehrzahl jugendlicher Typ-I-Diabetiker eine erhöhte PRA aufweist und nur etwa 10% eine niedrige PRA. Nach der Pubertät fiel die PRA ab. Patienten, die eine erhöhte Albuminausscheidung im Urin entwickelten, zeichneten sich durch eine fortbestehende hohe PRA aus. Bei manifester Nephropathie fiel dann die PRA ab. Weitere Daten bei Typ-I-DM mit Nephropathie (Björck et al. 1988; Burden u. Thurston 1979) und bei Retinopathie (Christlieb et al. 1976; Drury u. Bodansky 1985) zeigen bei gut charakterisierten Kollektiven eher eine deutliche Stimulation des RAS. Bei diesen Subpopulationen wurden normale PRA-Werte gefunden (Manchandia et al. 1981; Feldt-Rasmussen et al. 1987) und auch eine erniedrigte Aktivität des RAS (Feldt-Rasmussen et al. 1987; Paulsen et al. 1989). Eine verminderte

Stimulierung des RAS unter streng kochsalzarmer Ernährung wurde bei nephropathischen Typ-I-Diabetikern beschrieben (Christlieb et al. 1976, 1978; Manchandia et al. 1981). Der letztere Befund könnte damit erklärt werden, daß die Diabetiker bei sehr geringer Kochsalzzufuhr weniger Natrium verlieren als Kontrollpersonen. Entsprechend geringer wäre dann natürlich der Nettostimulationseffekt für die Renin-Sekretion.

Im Zusammenhang mit der Bewertung der Aktivität des RAS ist der Kochsalz- und Volumenstatus von großer Bedeutung. Da bei Typ-I-Diabetikern austauschbares Natrium und Extrazellularraum erhöht bzw. vergrößert sind (Feldt-Rasmussen et al. 1987; Brochner-Mortensen u. Ditzel 1982), ist die normale oder sogar gering gesteigerte Aktivität des RAS inadäquat und spricht für eine gestörte Rückkopplung.

Die Steigerung des Körpernatriumbestandes bei Diabetikern könnte teilweise durch Insulin vermittelt sein, das an der Niere antinatriuretisch wirkt (De Fronzo et al. 1975; Skott et al. 1989). Es fällt auf, daß Diabetiker mit schlechter metabolischer Kontrolle eher eine gesteigerte Aktivität des RAS aufweisen und eine normale Aktivität bei besserer Stoffwechselkontrolle. Man könnte spekulieren, daß eine Verbesserung der metabolischen Kontrolle mit therapiebedingt höheren peripheren Insulinspiegeln einhergeht und damit zur Natriumretention mit konsekutiver Hemmung der Reninsekretion beiträgt.

Interessanterweise wurde auch eine erhöhte Konzentration von inaktivem Renin als Index für eine spätere Nephropathie beschrieben (Bryer-Ash et al. 1983; Wilson u. Luetscher 1990; Franken et al. 1990) und eine erhöhte PRA v. a. bei Typ-I-Diabetikern mit gesteigerter GFR beobachtet (Wiseman et al. 1984).

Typ-II-Diabetiker wurden nur in wenigen Untersuchungen separat studiert (O'Hare et al. 1985; Trujuillo et al. 1989). Die PRA war bei Patienten ohne und mit Spätkomplikationen erheblich supprimiert, nur bei normotensiven Patienten eher normal, das austauschbare Natrium in der Regel sehr stark erhöht und das intravasale Volumen unverändert. Das inaktive Renin war offenbar nicht verändert in gemischten Kollektiven von Typ-I- und -Typ-II-DM, wenn keine Spätkomplikationen vorlagen. Wiederholt wurde darauf hingewiesen, daß bei orthostatischer Dysregulation die basale PRA erniedrigt sei (Beretta-Piccoli et al. 1979; Weidmann et al. 1979).

Wegen der bekannten Altersabhängigkeit der RAS-Parameter muß bei der Beurteilung der Daten von Typ-II-Diabetikern berücksichtigt werden, daß diese Patienten in der Regel deutlich älter sind als entsprechende Kollektive von Typ-I-Diabetikern. Zusätzlich besteht meistens schon vor dem Stadium der Nephropathie eine Hypertonie, die sich beim Typ-I-Diabetiker erst mit der Entwicklung der Nephropathie einstellt. Ein erhöhter arterieller Druck hemmt die Reninsekretion. Zwei Komplikationen des DM führen zu extremen Veränderungen des Reninsystems: auf der einen Seite ist dies der hyporeninämische Hypoaldosteronismus, auf der anderen Seite Patienten mit einseitiger Nierenarterienstenose und sehr hohen Plasmareninwerten. Verschiedene, auch eigene Daten (Mann et al. 1988) weisen darauf hin, daß Diabetiker besonders häufig arteriosklerotische Nierenarterienstenosen entwickeln.

Serumaldosteron geht i. allg. der PRA und der Plasma-ANG-II-Konzentration parallel. Dies ist auch der Fall beim hyporeninämischen Hypoaldosteronismus, der v. a. bei älteren, nephropathischen Diabetikern beobachtet wird (Schembelan u. Sebastian 1979). Dieses Krankheitsbild ist häufig kombiniert mit einer renaltubulären Azidose Typ IV und Hyperkaliämie. Die Pathogenese ist wahrscheinlich uneinheitlich. Diskutiert werden u. a. eine Störung der Reninfreisetzung, der Umwandlung von inaktivem in aktives Renin, eine Suppression des Reninsystems durch Natriumretention und Hypertonie sowie eine verminderte nervale Versorgung des juxtaglomerulären Apparates. Die Rolle der Natriumretention wird gestützt durch die Beobachtung, daß intensive diuretische Therapie die PRA normalisieren kann (Schembelan u. Sebastian 1979).

Ansprechbarkeit auf Angiotensin II

Der Blutdruckanstieg auf infundiertes ANG II ist bei Diabetikern größer als bei Kontrollpersonen. Dies betrifft normotone Typ-I-Diabetiker ohne Spätkomplikationen (Drury u. Bodansky 1985; Vierhapper 1985), Typ-I-Diabetiker mit Spätkomplikationen (Christlieb et al. 1976) und auch gemischte Kollektive (Berretta-Piccoli u. Weidmann 1981; Schilling u. Lieber 1967). Nur in einer Untersuchung wurde die Pressorantwort auf ANG II bei unkompliziertem Typ-I-Diabetes unverändert gefunden (Christlieb et al. 1976), wobei diese Patienten eine streng natriumarme Kost einhalten mußten. Eine solche Diät verändert natürlich die Gefäßansprechbarkeit (Mann et al. 1988 b).

Der Anstieg von Aldosteron nach ANG-II-Infusion ist bei unkompliziertem DM unverändert (Vierhapper 1985).

Die Ansprechbarkeit renaler Gefäße auf ANG II bei Diabetikern wird unterschiedlich beurteilt. Es wird eine überschießende Reaktivität berichtet (Wiseman et al. 1984), andererseits auch eine normale Reaktivität (Björck 1990; Eadington et al. 1991). Eine verminderte Reaktion der renalen Gefäße wurde jedenfalls nicht beobachtet.

Ob Insulin selbst die Gefäßansprechbarkeit auf Angiotensin II verstärkt, ist unklar. Einerseits wurde in Studien am Hund gefunden, daß eine Insulininfusion die Pressorantwort auf ANG II bei unveränderter Aldosteronantwort (Rocchini et al. 1990) verstärkt, andererseits wurde in Studien an normalen Probanden gefunden, daß eine Insulininfusion zwar die Noradrenalinpressorantwort, aber nicht die ANG-II-Pressorantwort verstärkt (Gans et al. 1991).

Angiotensin-II-Rezeptoren

In eigenen Untersuchungen zusammen mit der Medizinischen Klinik Mannheim der Universität Heidelberg fanden wir bei nichtnephropathischen, normotensiven Typ-I-Diabetikern eine größere Anzahl von Angiotensin-II-Rezeptoren auf Thrombozyten als bei vergleichbaren Kontrollpersonen. Dies konnte nicht auf eine Suppression des RAS zurückgeführt werden, da die ANG-II-Spiegel nicht erniedrigt, sondern in der Tendenz eher erhöht waren (Mann et al. 1989). In einer weiteren Arbeit wurde eine grenzwertig erniedrigte Zahl von ANG-II-Rezeptoren bei einem ähnlichen Kranken beschrieben, wobei allerdings Angaben zum Blutdruck fehlten und in der Kontrollgruppe ein höherer Anteil männlicher und jüngerer Probanden zu finden war (Connell et al. 1986). Zwar ist die Zahl von ANG-II-Rezeptoren auf Thrombozyten des Menschen gering, aber ihre Veränderungen korrelieren sehr gut mit der Gefäßansprechbarkeit auf das Octapeptid (Mann et al. 1988 b).

Hemmung des Renin-Angiotensin-Systems

Das RAS kann mit verschiedenen Substanzklassen gehemmt werden (z. B. ANG-II-Rezeptorantagonisten, Reninhemmer, ACE-Hemmer). Beim Menschen liegen gut kontrollierte Studien bei DM nur für ACE-Hemmer vor. Es muß bedacht werden, daß diese Medikamente auch ANG II-unabhängige Wirkmechanismen aufweisen (Mann 1984).

Nachdem sich in Tierversuchen eindeutig herausstellte, daß ACE-Hemmer bei diabetischen und anderen glomerulären Erkrankungen einem funktionellen und morphologischen Verlust an glomerulärer Filtrationsfläche entgegenwirken können, wurden diese Substanzen auch bei Menschen unter der Vorstellung einer möglichen renoprotektiven Wirkung eingesetzt. Dafür sprachen unkontrollierte Untersuchungen (Mann et al. 1990). Eine kontrollierte Studie über drei Jahre bei Typ-I-Diabetes mit Nephropathie zeigte, daß bei gleicher Blutdruckkontrolle ein ACE-Hemmer den Verlauf der Nephropathie stärker verlangsamt als ein β-Blocker (Björck et al. 1992). In einem gemischten Krankengut mit einem hohen Anteil von Typ-II-DM und sehr geringer Mikroalbuminurie war eine solche Überlegenheit der ACE-Hemmer nicht sicher nachweisbar (Melbourne Study Group 1991). Auch Untersuchungen zur Mikroalbuminurie bei Typ-I-Diabetikern zeigten, daß ACE-Hemmer mittel- und langfristig nephroprotektiv wirken können (die Reduktion der Albuminurie kann dabei als Hinweis auf eine Senkung des glomerulär-kapillären Drucks aufgefaßt werden). Dabei muß aber beachtet werden, daß eine Reduktion des Blutdrucks generell mit einer Verminderung der Albuminurie einhergeht (Hommel et al. 1986). Außerdem muß bedacht werden, daß der intraglomeruläre Druck nicht bei allen renalen Schädigungsmodellen, selbst beim experimentellen Diabetes, nicht generell erhöht ist und daß weitere, z. B. interstitielle Faktoren, für die Progression der interstitiellen Niereninsuffizienz von großer Bedeutung sind. Darüber hinaus haben ACE-Hemmer vom intraglomerulären Druck unabhängige renoprotektive Wirkungen und können die Albuminurie auch durch Veränderungen der Siebeigenschaften des glomerulären Filters sowie der tubulären Rückresorption verändern (Übersicht bei Mann et al. 1988).

Schlußfolgerungen

Die in der vorliegenden Übersicht zusammengefaßten Studien und die eigenen vorläufigen Befunde widersprechen der häufig zitierten Annahme, daß das RAS bei DM supprimiert ist. Fast alle Untersuchungen zeigen, daß Diabetiker mit ausreichender Stoffwechseleinstellung eine normale oder sogar erhöhte Konzentration der Komponenten des RAS im Plasma aufweisen, sofern bei den Kontrollkollektiven auf vergleichbares Alter und Blutdruck geachtet wird. Nach Eintritt von Spätkomplikationen, insbesondere bei diabetischer Nephropathie, werden sowohl erniedrigte und auch erhöhte PRA-Werte beobachtet. Dabei muß berücksichtigt werden, daß alle Untersucher einen erhöhten Körpernatriumbestand bei Diabetes mellitus finden. Dies müßte eigentlich zu einer regulatorischen Suppression des RAS führen, um so mehr, wenn eine Hypertonie vorliegt.

Es ist bekannt, und auch bei DM gezeigt, daß bei positiver Natriumbilanz die Gefäßansprechbarkeit auf ANG II deutlich gesteigert ist. Möglicherweise trägt hierzu auch eine gestörte Regulation der ANG-II-Rezeptoren bei DM bei.

Die aufgeführten Befunde rechtfertigen die Hypothese, daß ANG II bei Diabetikern zur Hypertonie und zur diabetischen Nephropathie beitragen könnte. Dies wird gestützt durch Daten von interventionellen Untersuchungen mit Hemmsubstanzen des Reninsystems. Zukünftige Untersuchungen mit Angiotensin-II-Rezeptorantagonisten und Reninhemmern werden hier weitere Aufschlüsse erlauben.

Literatur

Beretta-Piccoli C, Weidmann P, Ziegler W, Glück Z, Keusch G (1979) Plasma catecholamines and renin in diabetes mellitus. Klin Wochenschr 57:681–691

Beretta-Piccoli C, Weidmann P (1981) Exaggerated pressor responsiveness to norepinephrine in nonazotemic diabetes mellitus. Am J Med 71:829–835

Björck S, Nyberg G, Aurell M (1988) Angiotensin converting enzyme inhibitors in the treatment of hypertensive diabetics. Current Opin Cardiol 3 (Suppl 1):S59–S72

Björck S (1990) The renin angiotensin system in diabetes mellitus. A physiological and therapeutic study. Scand J Urol Nephrol 126:1–51

Björck S, Mulec H, Johnsen SA, Nordén G, Aurell M (1992) Renal protective effect of enalapril in diabetic nephropathy. BMJ 304:339–343

Brochner-Mortensen J, Ditzel J (1982) Glomerular filtration rate and extracellular fluid volume in insulin-dependent patients with diabetes mellitus. Kidney Inst 21:696–698

Bryer-Ash M, Ammon RA, Luetscher JA (1983) Increased inactive renin in diabetes mellitus without evidence of nephropathy. J Clin Endocrinol Metab 56:557–561

Burden AC, Thurston H (1979) Plasma renin activity in diabetes mellitus. Clinical Science 56:255–259

Christlieb AR, Junka HU, Kraus B, Gleason RE, Icasa-Cabral EA, Aiello LM, Cabral BV, Solano A (1976) Vascular reactivity to angiotensin II and to norepinephrine in diabetic subjects. Diabetes 25:833–835

Christlieb AR, Kaldany A, D'Elia JA (1978) Plasma renin activity and hypertension in diabetes mellitus. Diabetes 27:732–737

Christlieb A, Kaldany A, D'Elia JA, Willians GH (1978) Aldosterone responsiveness in patients with diabetes mellitus. Diabetes 27:732–737

Connell JMC, Diny YA, Fisher BM, Frier BM, Semple PF (1986) Reduced number of angiotensin II receptors on platelets in insulin-dependent diabetes. Clinical Science 71:217–220

De Fronzo RA, Cooke CR, Andres R, Faloona GR, Davis PJ (1975) The effect of insulin on renal handling of sodium, potassium, calcium and phosphate in man. J Clin Invest 55:845–855

Drury PL, Smith GM, Ferriss JB (1984) Increased vasopressor responsiveness to angiotensin II in type 1 (insulin-dependent) diabetic patients without complications. Diabetologia 27:174–179

Drury PL, Bodansky HJ (1985) The relationship of the renin-angiotensin system in type I diabetes to microvascular disease. Hypertension 7 (Suppl II):II-84–II-89

Eadington DW, Swainson CP, Frier FM, Semple PF (1991) Renal responses to angiotensin II infusion in early type I (insulin-dependent) diabetes. Diabetic Med 8:524–531

Feldt-Rasmussen B, Mathiesen ER, Deckert T, Giese J, Christensen NJ, Bent-Hansen L, Nielsen MD (1987) Central role for sodium in the pathogenesis of blood pressure changes independent of angiotensin, aldosterone and catecholamines in type 1 (insulin-dependent) diabetes mellitus. Diabetologia 30:610–617

Franken AA, Derkx FH, Man in't Velt AJ, Hop WC, Rens GH van, Peperkamp E, Jong PT de, Schalekamp MA (1990) High plasma prorenin in diabetes mellitus and its correlation with some complications. J Clin Endocrinol Metab 71:1008–1015

Gans ROB, Bilo HJG, Maarschalkerweerd WWA v, Heine RJ, Nauta JJP, Donker AJM (1991) Exogenous insulin augments in healthy volunteers the cardiovascular reactivity to noradrenaline but not to angiotensin II. J Clin Invest 88:512–518

Hommel E, Mathiesen E, Edsberg B, Bahnsen M, Parving HH (1986) Acute reduction of arterial blood pressure reduces urinary albumin excretion in type 1 (insulin-dependent) diabetic patients with incipient nephropathy. Diabetologia 29:211–215

Manchandia MR, Grossain VV, Michelakis AM, Rovner DR (1981) Plasma cryoactivated renin and active renin in diabetes mellitus. J Clin Endocrinol Metab 53:1025–1032

Mann JFE (1984) Mechanisms of the antihypertensive action of captopril. Contr Nephrol 43:171–181

Mann JFE, Ritz E (1988a) Renin-Angiotensin System beim diabetischen Patienten. Klin Wochenschr 66:883–891

Mann JFE, Leidig M, Ritz E (1988b) Human angiotensin II receptors are regulated by angiotensin II. Clin Exper Hypert 10:151–168

Mann JFE, Mürtz H, Sis J, Usadel KH, Hasslacher C, Ritz E (1989) Specific binding of angiotensin II and atrial natriuretic factor in non-nephropathic type I diabetes mellitus. Nephrol Dial Transplant 4:530–534

Mann JFE, Reisch E, Ritz E (1990) Use of angiotensin-converting enzyme inhibitors for the preservation of kidney function. Nephron 55 (Suppl 1):38–42

Marre M, Leblanc H, Suarez L, Guyenne TT, Menard J, Passa P (1987) Converting enzyme inhibition and kidney function in normotensive diabetic patients with persistent microalbuminuria. Brit Med J 294:1448–1452

Melbourne Diabetic Nephropathy Study Group (1991) Comparison between perindopril and nifedipine in hypertensive and normotensive diabetic patients with microalbuminuria. BMJ 302:210–216

O'Hare JA, Ferriss JB, Brady D, Twomey B, Sullivan DJ (1985) Exchangeable sodium and renin in hypertensive diabetic patients with and without nephropathy. Hypertension 7 (Suppl II):II-42–II-48

Paulsen EP, Seip RL, Ayers CR, Croft BY, Kaiser DL (1989) Plasma renin activity and albumin excretion in teenage type I diabetic subjects. Hypertension 13:781–788

Rocchini AP, Moorehead C, DeRemer S, Goodfriend TL, Ball DL (1990) Hyperinsulinemia and the aldosterone and pressor responses to angiotensin II. Hypertension 15:861–866

Schembelan M, Sebastian A (1979) Hyporeninemic hypoaldosteronism. Adv Intern Med 24:385

Schilling WH, Liebermeister H (1967) Untersuchung über den Einfluß des synthetischen Angiotensin II auf den Blutzuckerspiegel bei Personen mit manifestem und latentem Diabetes mellitus. Klin Wschr 45:309–311

Semple PF, Boyd AS, Cawes PM, Morton JJ (1976) Angiotensin II and its heptapeptide (2–8), hexapeptide (3–8), and pentapeptide (4–8) metabolites in arterial and venous blood of man. Circ Res 39:671–678

Skott P, Hother-Nielsen O, Brunn NE, Siere J, Nielsen MD, Beck-Nielsen H, Parving HH (1989) Effect of insulin on kidney functions and sodium excretion in healthy subjects. Diabetologia 32:694–699

Trujillo A, Eggena P, Barrett J, Tuck M (1989) Renin regulation in type II diabetes mellitus: influence of dietary sodium. Hypertension 13:200–205

Vierhapper H (1985) Effect of exogenous insulin on blood pressure regulation in healthy and diabetic subjects. Hypertension 7 (Suppl II):II-49–II-53

Weidmann P, Beretta-Piccoli C, Keusch G, Glück Z, Mujagic M, Grimm M, Meier A, Ziegler WH (1979) Sodium-volume factor, cardiovascular reactivity and hypotensive mechanism of diuretic therapy in mild hypertension associated with diabetes mellitus. Am J Med 67:779–784

Wilson DM, Luetscher JA (1990) Plasma prorenin activity and complications in children with insulin-dependent diabetes mellitus. N Engl J Med 323:1101–1106

Wiseman MJ, Drury PL, Keen H, Viberti GC (1984) Plasma renin activity in insulin-dependent diabetes with raised glomerular filtration rate. Clin Endocrinol 21:409–414

Wiseman MJ, Gross JL, Keen H, Viberti GC (1984) Exaggerated effect of low-dose angiotensin II on the high glomerular filtration rate of diabetes. Diabetologia 27:346–352

Diskussion

Hasslacher:

Inwieweit ist die Bestimmung der Aktivität des Reninsystems im Plasma repräsentativ für das, was im Gewebe abläuft? Es war ja zeitweise gerade bei den Typ-I-Diabetikern lange die Diskussion, niedrige Plasmaaktivität, aber trotzdem wirken ACE-Hemmer. Man erklärte sich das damit, daß das gewebsständige System gehemmt wird. Wie sehen Sie das, v. a. bezüglich Typ-II-Diabetes?

Mann:

Wir haben eine ganze Reihe von eigenen experimentellen Studien dazu abgeschlossen. Es ist ganz klar, daß die Plasmareninaktivität nicht mit der lokalen Aktivität der Reninsysteme, wenn ich das so sagen darf, korreliert.

Hasslacher:
Gibt es denn Möglichkeiten, diese gewebsständige Aktivität zu messen?

Mann:
Experimentell können Sie das untersuchen, Sie können untersuchen, wie in verschiedenen Organen Gene für Renin bzw. für Angiotensinogen abgeschaltet oder angeschaltet oder aktiviert werden. Sie können auch in diesen Geweben lokale Konzentrationen der Komponenten des Reninsystems messen; beim Menschen ist das natürlich schlecht möglich. Man könnte sich vorstellen – aber ich kenne dazu keine Daten – daß sich Messageveränderungen auch an Blutzellen nachweisen lassen.

Hasslacher:
Ja, mir sind auch keine bekannt, aus dem Auditorium vielleicht jemand, der dazu noch etwas beitragen könnte?

Lüddecke:
Vielleicht habe ich das noch nicht richtig verstanden, wir haben ja 3 Situationen, 3 Modellsituationen. Wir haben den Hypertoniker mit einem erhöhten gesamten Gesamtnatriumkörperbestand, und wir haben den Typ-II-Diabetiker mit einem erhöhten Gesamtnatriumkörperbestand. Beide verhalten sich sinnvoll, d.h. sie supprimieren ihre Plasmareninaktivität. Schließlich haben wir den Typ-I-Diabetiker, auch mit einem erhöhten Gesamtnatriumkörperbestand. Woher kommen diese Unterschiede zwischen Typ I und Typ II?

Mann:
Ein Unterschied zwischen Typ I und Typ II ist sicher: Der Typ-II-Diabetiker neigt noch stärker zur Natriumretention als der Typ-I-Diabetiker. Der zweite Unterschied ist, daß der Typ-II-Diabetiker zu einer ganz anderen Altersklasse gehört, in der sowieso schon die Reninaktivität deutlich heruntergeht. Das kann ein zweiter Faktor sein. Warum die Rückkoppelung des Reninsystems beim Typ I nicht funktioniert, ist nicht klar. Eine Denkmöglichkeit wäre, daß die autonome Neuropathie eine Rolle spielt, denn die natriumvermittelte Supprimierung der Reninfreisetzung interagiert mit der sympathischen Freisetzung von Renin.

N.N.:
Wie korreliert denn das, was Sie gemessen haben, mit diesen bekannten Veränderungen, daß die Diabetiker so nach etwa 5 Jahren einen erhöhten Plasmafluß durch die Niere kriegen, dann noch normotensiv sind und nach einer weiteren Zeit mit fallendem Fluß durch die Niere hypertensiv werden. Ist da eine Korrelation oder spielt das RES da hinein?

Mann:
In der Frühphase – Sie sprechen jetzt das Stadium I der diabetischen Nephropathie an, in der eine Hyperfiltration bei sonst vollkommen normalen Verhältnissen, d.h. keine vermehrte Albuminausscheidung, erhöhte GFR, erhöhter renaler Blutfluß vorliegt –, sind mir keine Veränderungen des Reninsystems bekannt. In der darauffolgenden Phase, bei einer Wiedernormalisierung der Filtration und beim Beginn einer Mikroalbuminurie können Sie zumindest zeigen, daß Sie mit Hemmung der Angiotensin-II-Wirkung tatsächlich mehr als beim normalen Probanden den Kapillardruck absenken können. Und zwar kann man auch beim Menschen durch Infusion von nichtgeladenen Dextranen unterschiedlicher Radii schauen, welche Poren in den Glomeruli offen sind. Mit mathematischen Modellen kann man zurückrechnen, wie der Kapillardruck ist. Diese Daten zeigen, daß man bei Typ I Diabetes mehr als bei normalen Probanden den Kapillardruck in diesem Stadium mit Reninhemmung

absenken kann. Diese Verhältnisse sind auch bei Typ-II-Diabetes der Pima-Indianer gezeigt worden.

N.N.:
Wenn Patienten des Typ-II-Diabetes die Tendenz haben, einen hyporeninämischen Hypoaldosteronismus zu entwickeln, wir aber auf der anderen Seite es mit älteren oder alten Patienten zu tun haben, bei denen wir ja zunehmend im Rahmen der Herzinsuffizienztherapie die Glykoside durch ACE-Hemmer ersetzen, welche Maßstäbe sollten wir eigentlich ansetzen, daß wir sagen, bei diesen herzinsuffizienten Typ-II-Diabetikern setzen wir keine ACE-Hemmer mehr ein? Die meisten Kollegen werden das ja nicht messen können. Das ist Speziallaboratorien vorbehalten. Die zweite Frage ist: Wissen Sie, ob beim Typ-II-Diabetiker zwischen Reninaktivitätsmessung und Reninbestimmung ein Unterschied besteht?

Mann:
Nein, da gibt es keinen Unterschied. Die erste Frage ist, glaube ich, sehr wichtig. Die ACE-Hemmer sind sicher die wertvollsten Substanzen in der Behandlung der Herzinsuffizienz. Es gibt Risikogruppen für eine Hyperkaliämie bei hyporeninämischem Hypoaldosteronismus. Dazu gehören die Diabetiker und ältere Patienten, die relativ wenig trinken. Beide sind für eine Hyperkaliämie gefährdet. Renin und Aldosteron sind unter adäquaten Bedingungen in Kliniken gut und nicht sehr schwierig meßbar. Beim Patienten mit Diabetes und einer Hyperkaliämieneigung sollte man mindestens einmal danach schauen. Diese Erkrankung ist behandelbar. Die Behandlung besteht darin, dem Patienten Natrium zu entziehen bzw. das erhöhte Maß an Gesamtkörpernatrium auf ein normales Maß oder darunter zu reduzieren. Es gibt verschiedene Autoren, die sehr schön gezeigt haben, daß sie mit einer aggressiven diuretischen Therapie diesen hyporeninämischen Hypoaldosteronismus behandeln können.

Hasslacher:
Ich habe noch eine Frage angesichts der nichthämodynamischen Effekte der ACE-Hemmer. Wie sehen Sie da die Diskussion über den Einsatz dieser ACE-Hemmer beim nichthypertensiven Diabetiker mit oder ohne Mikroalbuminurie?

Mann:
Die Diskussion ist, ohne daß wir genügend Daten haben, ziemlich weit fortgeschritten. Fangen wir mal bei einem Punkt Ihrer Frage an, was ist normotensiv beim Diabetiker? Das gleiche gilt für Nierenkranke. Bei sehr vielen Kollegen zeigt sich die Tendenz, daß sie Patienten mit Diabetes, die irgendeinen Hinweis haben auf eine Nierenschädigung, z. B. Mikroalbuminurie bei dem Patienten sehr früh anfangen, auch grenzwertig hohe „normale" Blutdruckwerte zu behandeln. Sehr viele nehmen dazu tatsächlich dann ACE-Hemmer. Die Daten, daß wir damit dem Patienten bezüglich Morbidität und Mortalität etwas

Gutes tun, haben wir nicht. Aber die Daten, daß wir dem Patienten damit schaden, haben wir erstens auch nicht, und zweitens ist es sehr unwahrscheinlich, daß wir das tun. Insofern ist zumindest die Blutdrucksenkung in diesem Stadium von großer Bedeutung, in der Praxis versuche ich bei Mikroalbuminurie den Blutdruck in Bereiche unter 120/80 zu senken.

Zur Epidemiologie der diabetischen Angiopathie

H.-J. LÜDDECKE

Zusammenfassung. Der Diabetes mellitus ist ein unabhängiger Risikofaktor einer Makroangiopathie. Inzidenzen und Prävalenzen einer koronaren Herzerkrankung, einer cerebrovaskulären Erkrankung sowie einer peripheren arteriellen Verschlußkrankheit liegen im Mittel 2- bis 4fach höher als bei Nichtdiabetikern. Folgeerkrankungen wie die diabetische Nephropathie führen zu einer ca. 8fachen Zunahme der Inzidenz einer KHE. Nach abgelaufenem Infarkt und zerebralem Insult sind insbesondere Frühmortalität und Rezidiv signifikant gesteigert. Die Abhängigkeit der Inzidenz der Makroangiopathie von verschiedenen Einflußgrößen wird diskutiert. Epidemiologische Studien zu ätiologischen Risikofaktoren einer diabetischen Makroangiopathie sind in letzter Zeit einer zunehmenden Kritik unterworfen. Insbesondere die ätiologische Rolle des Hyperinsulinismus bedarf einer Neubewertung.

Einleitung

Neben den bekannten mikrovaskulären Komplikationen des Diabetes mellitus sind die makrovaskulären Spätkomplikationen zumindest von gleichrangiger Bedeutung. Während sich aber zur Prophylaxe mikrovaskulärer und neuropathischer Folgeerkrankungen allgemein das Prinzip der normnahen Stoffwechselkontrolle durchgesetzt hat, läßt sich ein einheitliches präventives Konzept bezüglich makrovaskulärer Risiken zur Zeit nur partiell erkennen (ADA-Consensus Statement 1991). Die epidemiologischen Studien haben zur Inzidenz und Prävalenz der makroangiopathischen Folgeerkrankungen gut fundierte und in weiten Bereichen übereinstimmende Daten geliefert. Bezüglich der Identifikation einzelner Risikofaktoren besteht hingegen noch keine endgültige Klärung. Praktisch haben sich aus der unklaren Situation Therapiekonzepte entwickelt, die epidemiologisch nicht als genügend abgesichert gelten können. So hatte beispielsweise die lange Zeit vorherrschende Diskussion des Hyperinsulinismus als Risikofaktor in der Praxis zur Folge, daß bei der Therapie des Sekundärversagens der Typ-II-Diabetiker eher die Hyperglykämie mit ihren mikroangiopathischen Komplikationen als der vermutete Hyperinsulinismus in Kauf genommen wurde.

Kosten

Die Kosten stationärer Behandlungen makroangiopathischer Sekundärkomplikationen bei Diabetikern wurden im Jahr 87 für die USA auf $ 20,4 Mrd. geschätzt (ADA Consensus 1991).

Mortalitätsrisiko in Abhängigkeit von gesicherten Risikofaktoren bei Diabetikern und Nichtdiabetikern

Diabetiker haben ein unabhängig von begleitenden Risikofaktoren deutlich erhöhtes Risiko einer koronaren Herzerkrankung (KHE), einer peripheren arteriellen Verschlußkrankheit (pAVK) sowie einer zerebrovaskulären Erkrankung (CVE). Abb. 1 zeigt für Diabetiker und Nichtdiabetiker den Zusammenhang der KHE-Mortalität mit der Zahl klassischer Risikofaktoren (Hypercholesterinämie, Rauchen, Hochdruck).

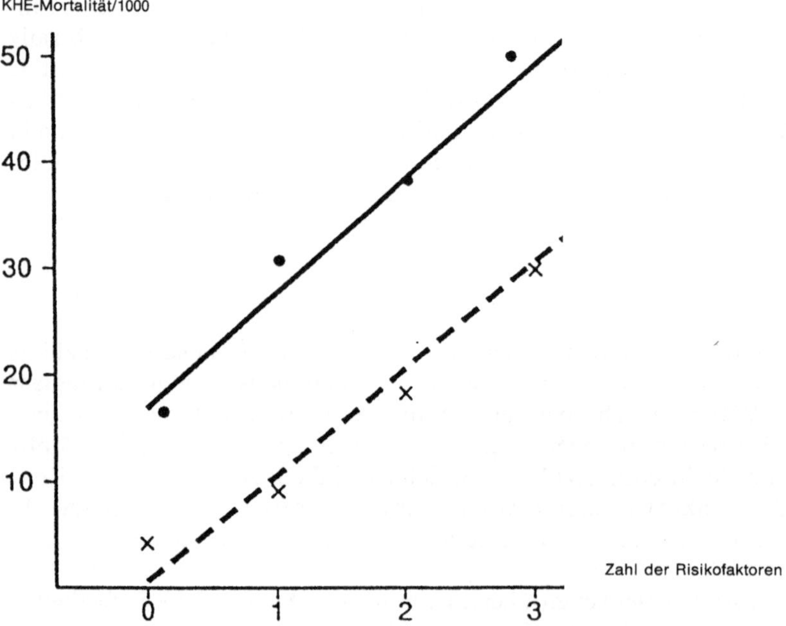

Abb. 1. KHE-Mortalität in Abhängigkeit von der Zahl bekannter Risikofaktoren bei Nichtdiabetikern (*gestrichelt*) und Diabetikern (*durchgezogen*). (Aus ADA Consensus MRFIT-Studie)

Epidemiologische Daten spezieller makrovaskulärer Erkrankungen bei Diabetikern

Inzidenz und Prävalenz der KHE in der Gesamtgruppe (Typ-I- und Typ-II-Diabetes)

In der 20-Jahres-Auswertung der Framingham-Studie (Kannel et al. 1979) fanden sich folgende geschlechts- und altersbezogene Inzidenzen der KHE (Abb. 2).

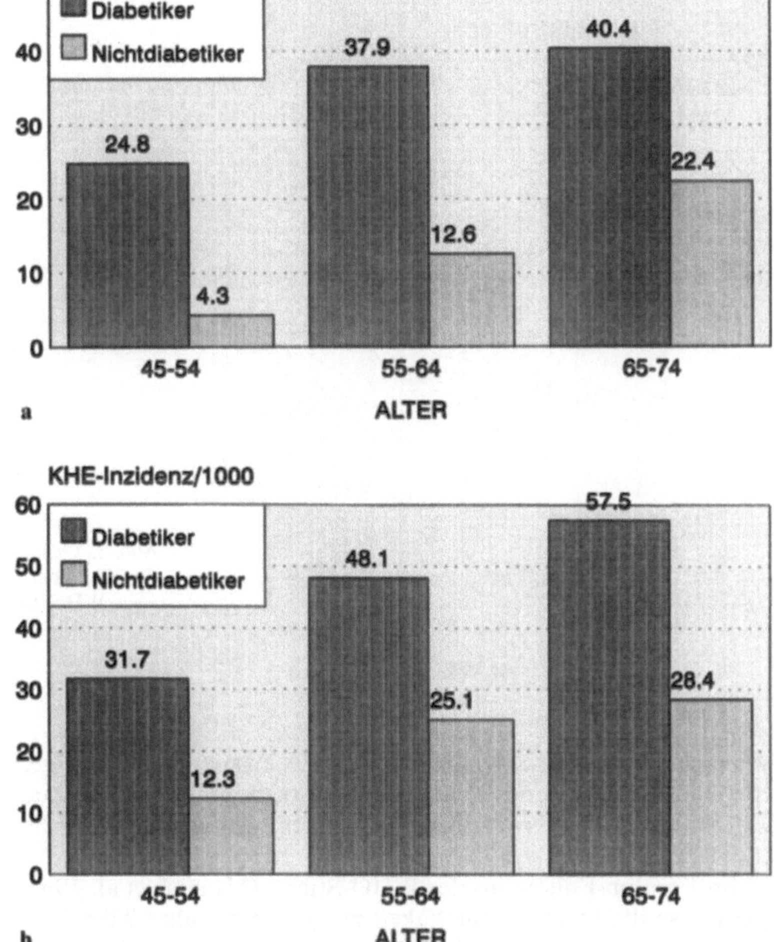

Abb. 2 a, b. Jährliche mittlere KHE-Inzidenz für Frauen (**a**) und Männer (**b**) bei Diabetikern und Nichtdiabetikern. (Aus Kannel et al. 1979)

58   H.-J. Lüddecke

In der 34-Jahres-Auswertung der Framingham-Studie lag die auf 1 Jahr umgerechnete altersadjustierte Inzidenz der KHE für Männer bei 31/1000, für Frauen bei 26/1000 (bezogen auf 60 Jahre). Die entsprechenden Zahlen des nichtdiabetischen Kollektivs lagen bei 20/1000 (Männer) bzw. 10,5/1000 (Frauen, Kannel et al. 1989).

Die Prävalenz der KHE bei Patienten mit Diabetes mellitus weist nach der WHO-Studie (WHO Multinational Study 1985) große regionale Unterschiede auf und liegt zwischen ca. 5 und 48%. Die alters- und geschlechtsbezogenen Gesamtprävalenzen der multinationalen Studie ergaben folgende Werte (Abb. 3).

Die kumulative Inzidenz der KHE lag in Studien mit entsprechender Laufzeit bei ca. 50% bei einem Alter von 50 Jahren (Morrish et al. 1991).

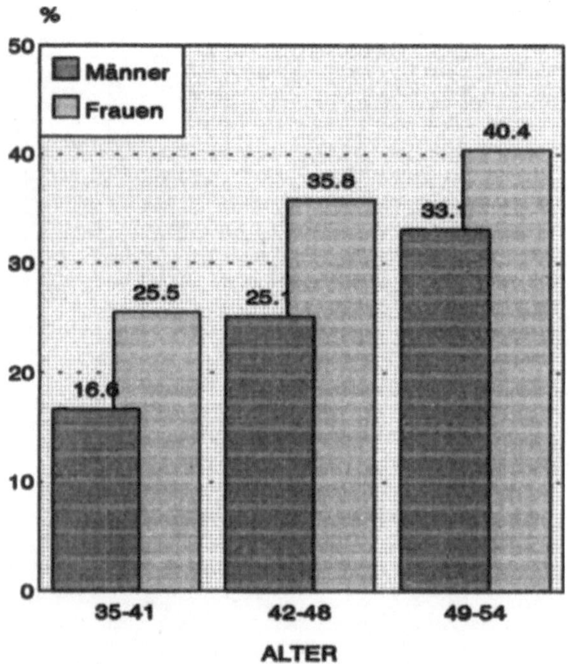

Abb. 3. Gesamtprävalenzen der KHE bei Diabetikern. (Aus WHO-Studie 1985)

Unterschiede bezüglich des Diabetestyps. Es existieren nur wenige Studien, die eine Unterscheidung des Diabetestyps vorgenommen haben. Zudem sind die Unterscheidungskriterien überwiegend nicht genügend standardisiert und objektiviert.

Im London-Follow-up der WHO-Studie (Morrish et al. 1991) wurde beispielsweise die Insulinbedürftigkeit nach weniger als 1 Jahr Diabeteslaufzeit als Grundlage der IDDM-Definition herangezogen. In dieser Studie ergaben sich folgende Inzidenzen neu aufgetretener KHE-Ereignisse während des Follow-up bezogen auf 1000 Patientenjahre (Abb. 4).

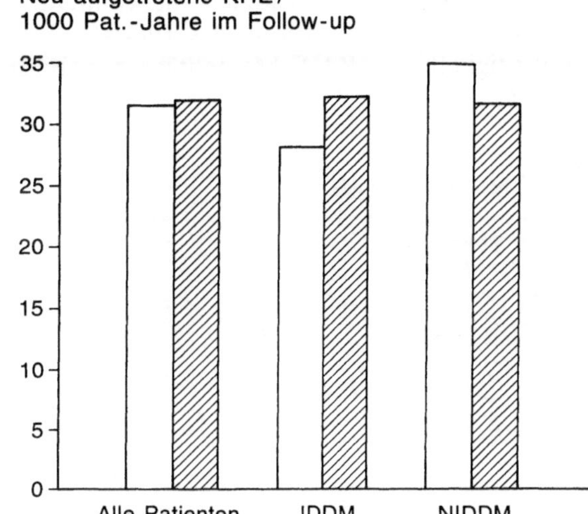

Abb. 4. Inzidenz der KHE aller KHE-Ereignisse im Follow-up nach Geschlecht und Diabetestyp (*links* jeweils Männer, *rechts* Frauen)

Wie ersichtlich, ergibt sich kein signifikanter Unterschied zwischen IDDM und NIDDM.

Die kumulative KHE-Mortalität des ähnlich definierten IDDM-Kollektivs in der Joslin-Studie (Krolewski et al. 1987) in Abhängigkeit vom erreichten Alter zeigt Abb. 5, in die die Vergleichswerte der Framingham-Kohorte aufgenommen wurden.

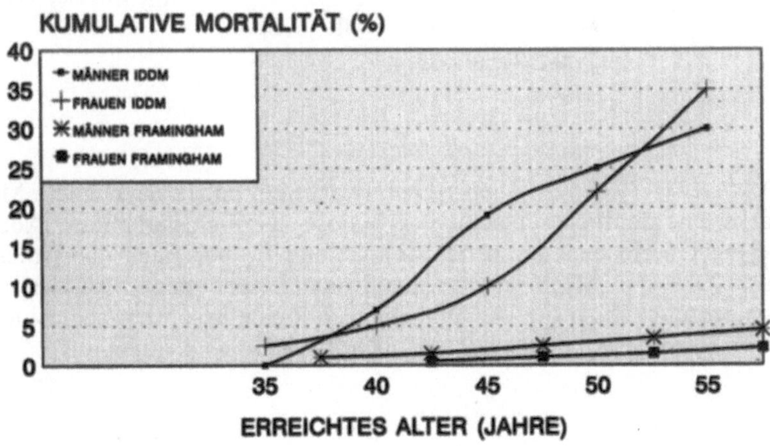

Abb. 5. Kumulative KHE-Mortalität bei IDDM (vs. Framingham-Kohorte). (Aus: Krolewski et al. 1987)

Krolewski wertete zusätzlich die kumulative Mortalität in Abhängigkeit vom Manifestationszeitraum des Typ-I-Diabetes aus. Dabei läßt sich keine Abhängigkeit der KHE-Mortalität vom Erstmanifestationsalter erkennen (Abb. 6).

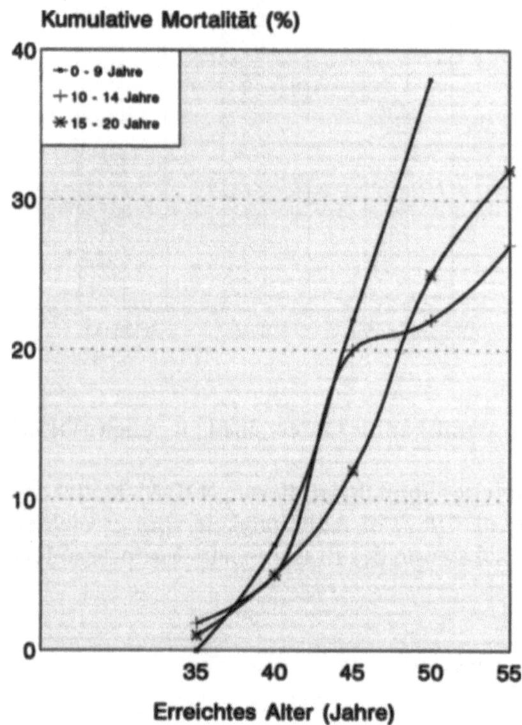

Abb. 6. Kumulative KHE-Mortalität bei IDDM bezogen auf das Manifestationsalter. (Aus Krolewski et al. 1987)

Postinfarkt-Risiko bei Diabetikern. Diabetiker haben nach einem Myokardinfarkt eine deutlich schlechtere Prognose als Nichtdiabetiker. Abb. 7 und 8 zeigen Überlebenskurven für Männer und Frauen nach überlebtem Herzinfarkt aus der Minnesota Heart Study. Neben der insgesamt signifikant schlechteren Prognose der Diabetiker fällt eine besonders schlechte Prognose beim Vergleich diabetischer und nichtdiabetischer Frauen auf.

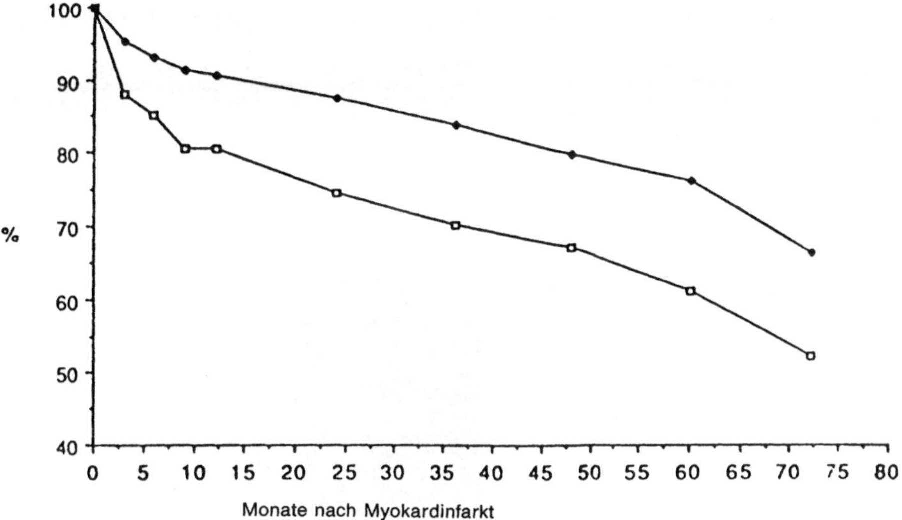

Abb. 7. Überlebenskurve in Prozenten nach definitivem Myokardinfarkt bei Männern

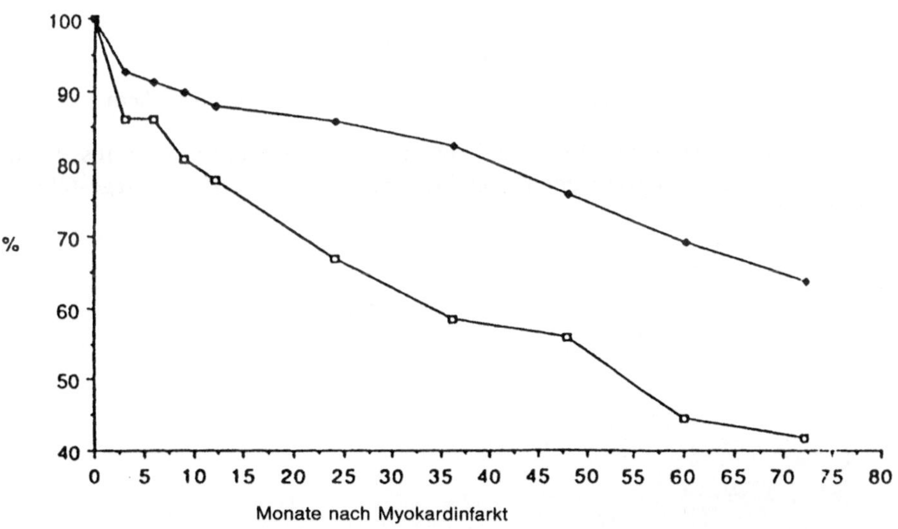

Abb. 8. Überlebenskurve in Prozent nach definitivem Myokardinfarkt bei Frauen (oberer Verlauf jeweils Kontrollgruppe, unten Diabetiker). (Aus Sprafka et al. 1991)

Auch die Framingham Postinfarkt Studie (Abbott 1988) hat diesen geschlechtsspezifischen Nachteil belegt. Nach wiederholtem Myokardinfarkt ist die Mortalität von Patienten mit Diabetes im Vergleich zu Nichtdiabetikern nahezu verdoppelt. Herzinsuffizienz und linksventrikuläre Hypertrophie sind zum Diabetes mit signifikanter höherer Inzidenz und Prävalenz assoziiert.

Inzidenz und Prävalenz zerebrovaskulärer Erkrankungen bei Diabetikern

Die Inzidenzen zerebrovaskulärer Erkrankungen der 20-Jahres-Auswertung der Framingham-Studie lagen für das Kollektiv der Diabetiker bei den in Abb. 9 dargestellten Werten:

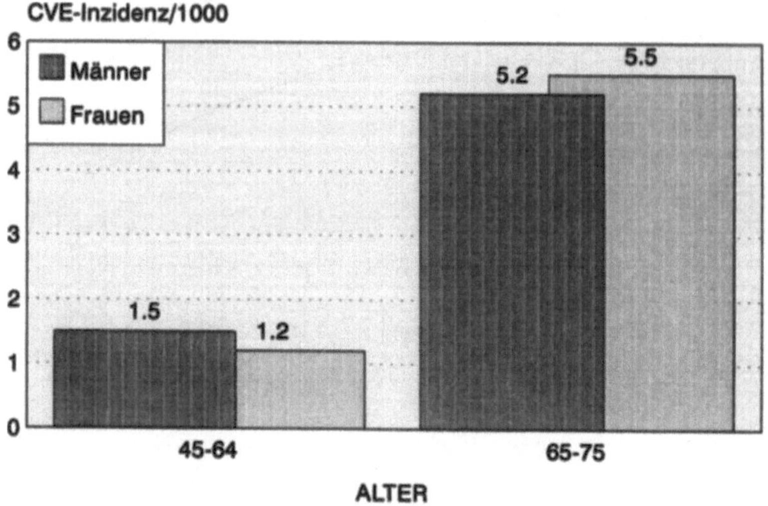

Abb. 9. Jährliche mittlere Inzidenz zerebrovaskulärer Ereignisse bei Diabetikern

Die altersadjustierte Gesamtinzidenz an cerebrovaskulären Ereignissen im Vergleich zum nichtdiabetischen Kollektiv ergab die in Abb. 10 dargestellten Verhältnisse:

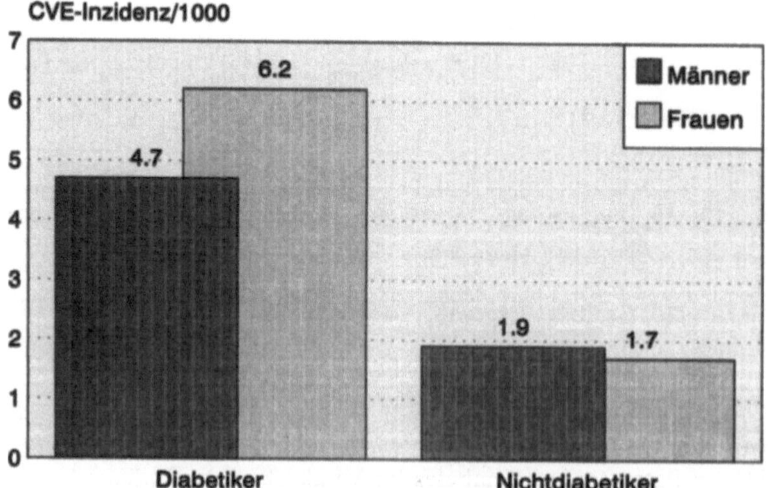

Abb. 10. Altersadjustierte Gesamtinzidenz cerebrovaskulärer Ereignisse. (Kannel et al. 1979)

Die Prävalenz definitiver oder sehr wahrscheinlicher ischämischer Insultereignisse wird in einer finnischen Studie für 45–64 Jahre alte Typ-II-Diabetiker mit 5,7–8,0% (Männer) und 3,6–5,8% (Frauen) angegeben (Laakso et al. 1988). Diese Zahlen entsprechen denen des London-Follow-up der WHO-Studie.

Prognose nach abgelaufenem zerebrovaskulärem Insult bei Diabetikern. Wie in Abb. 11 und 12 dargestellt, haben Diabetiker nach abgelaufenem Insult im Vergleich zu Nichtdiabetikern ein erhöhtes Mortalitätsrisiko sowie ein erhöhtes Risiko eines Reinsultes:

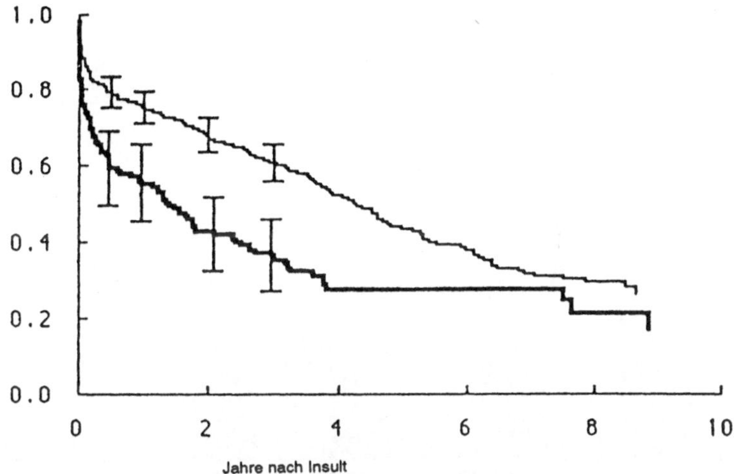

Abb. 11. Sterberisiko nach zerebralem Insult für Diabetiker (*unterer Verlauf*) und Nichtdiabetiker (*oberer Verlauf*). (Aus Olsson et al. 1990); Kaplan-Maier Schätzung

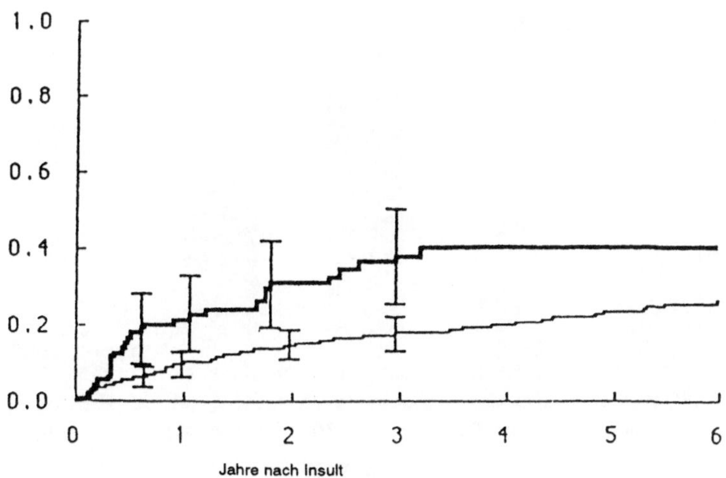

Abb. 12. Risiko eines Insultrezidivs bei Diabetikern (*oberer Verlauf*) und Nichtdiabetikern (*unterer Verlauf*). (Aus Olsson et al. 1990); Kaplan-Meier Schätzung

Das neurologische Defizit bei diabetischen Patienten mit zerebrovaskulärem Insult ist größer als bei Nichtdiabetikern.

Inzidenz der peripheren arteriellen Verschlußkrankheit

In der 34-Jahres-Auswertung der Framingham-Studie wurden folgende alters- und geschlechtsbezogenen Inzidenzen (auf 1 Jahr umgerechnet) angegeben (Abb. 13).

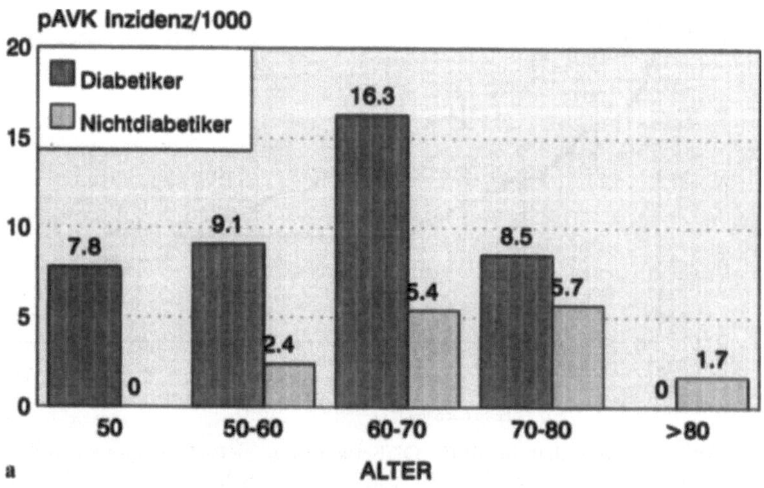

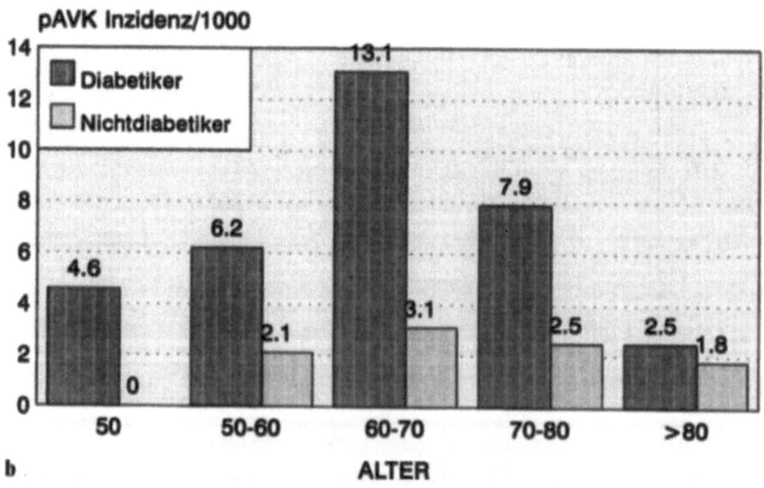

Abb. 13a, b. Jährliche pAVK Inzidenz für Männer (**a**) und Frauen (**b**), jeweils Diabetiker und Nichtdiabetiker. (Aus Brand et al. 1989)

Makroangiopathie und Glukosetoleranzstörungen

Das Risiko einer Makroangiopathie bei Patienten mit Glukosetoleranzstörungen ist in mehreren großen Studien (Whitehall 1980; Bedford 1982; Bussleton 1979; Islington 1991) untersucht worden. Trotz unterschiedlicher Methoden und statistischer Auswertungen wird von der Mehrzahl der Gruppen ein erhöhtes Risiko einer Makroangiopathie bei pathologischer Glukosetoleranz beschrieben. Als Grenzwerte des 2-Stunden-Wertes des oralen Glukosetoleranztestes, die mit einem erhöhten Makroangiopathierisiko einhergehen, wurden Werte zwischen ca. 140 mg/dl und 200 mg/dl genannt. Allerdings gibt es auch kritische Stimmen (Yudkin 1991), die insbesondere auf die nur mäßige Reproduzierbarkeit des den großen Studien zugrunde liegenden oralen Glukosetoleranztests im Grenzbereich hingewiesen haben. Nach Ansicht von Yudkin et al. könnten fehlerhafte Klassifikationen von manifesten Typ-II-Diabetikern die Ergebnisse der Studien wesentlich beeinflußt haben.

Einige Studien haben die Übergangswahrscheinlichkeit in einen Typ-II-Diabetes in großen Populationen untersucht. Dabei fanden sich überwiegend charakteristische Cluster wie Übergewicht, Fettstoffwechselstörungen, Hyperinsulinismus und Hyperglykämie, die die Progressionswahrscheinlichkeit determinierten. Personen, die später einen Typ-II-Diabetes entwickeln, haben ein erhöhtes atherogenes Risikopotential (Haffner 1990).

Makroangiopathie und diabetische Nephropathie

Mit Beginn einer diabetischen Nephropathie steigt die Inzidenz der KHE dramatisch an (Jensen 1987). Wie Abb. 14 zeigt, ist die Inzidenz der KHE 6 Jahre nach Beginn der Proteinurie etwa 8fach höher als beim nichtproteinurischen Typ I Diabetiker.

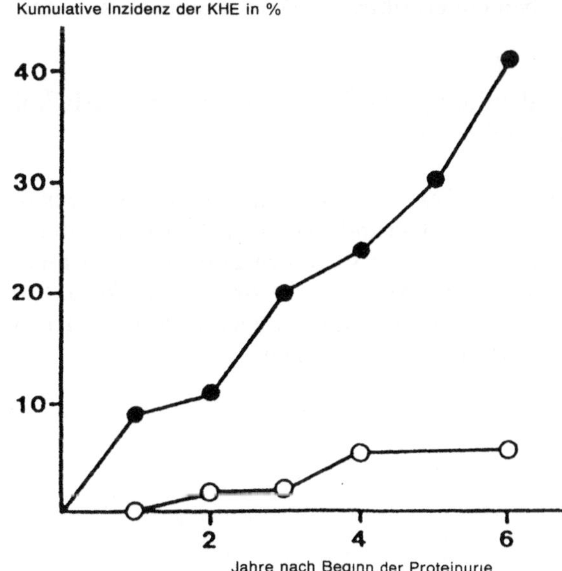

Abb. 14. Kumulative Inzidenz der KHE bei IDDM-Patienten mit (oberer Verlauf) und ohne (unterer Verlauf) Proteinurie. (Aus Jensen et al. 1987)

Schlußfolgerung

Die zitierten Arbeiten erlauben folgende Aussagen:

1) Der Diabetes mellitus ist ein unabhängiger Risikofaktor der Makroangiopathie.
2) Inzidenzen und Prävalenzen für koronare Herzerkrankung, cerebrovaskuläre Erkrankungen und periphere arterielle Verschlußkrankheit liegen im Durchschnitt etwa 2- bis 4fach höher als im nichtdiabetischen Vergleichskollektiv.
3) Die Inzidenz der Makroangiopathie unterscheidet sich bei Typ-I- und Typ-II-Diabetikern nicht signifikant.
4) Der in nichtdiabetischen Kollektiven beobachtete protektive Effekt für Frauen entfällt bei Diabetikerinnen. Das Makroangiopathierisiko diabetischer Frauen liegt so hoch wie das nichtdiabetischer Männer, übersteigt z. T. sogar das Risiko diabetischer Männer.
5) Diabetesdauer und Inzidenz der Makroangiopathie sind für Typ-I-Diabetiker strikt korreliert, für Typ-II-Diabetiker findet sich nur eine Korrelation in Teilaspekten.
6) Nach Myokardinfarkt oder zerebralem Insult ist die Prognose eines Diabetikers bezüglich Überlebenszeit, Rezidiv und Komplikationen signifikant schlechter als die eines Nichtdiabetikers.
7) Der Zeitraum der Erstmanifestation bei IDDM hat keinen Einfluß auf das Makroangiopathierisiko.
8) Risikopersonen, die später einen Diabetes entwickeln sowie Personen mit gestörter Glukosetoleranz haben (vermutlich) erhöhte Prävalenzen einer Makroangiopathie.
9) Typ-I und Typ-II-Diabetiker mit Mikroalbuminurie oder Proteinurie haben ein erhöhtes Risiko für eine Makroangiopathie.

Epidemiologische Untersuchungen zu Risikofaktoren der diabetischen Makroangiopathie

Die Identifikation wesentlicher Risikofaktoren der diabetischen Makroangiopathie ist mit grundsätzlichen Schwierigkeiten verbunden, da einerseits alle Risikofaktoren in Gruppen auftreten und andererseits mit epidemiologisch vertretbarem Aufwand bestimmte Risikofaktoren nur indirekt (Insulinresistenz), andere nur mit mäßiger Reproduzierbarkeit (oraler Glukosetoleranztest) erfaßt werden können.

Fettstoffwechsel

In zahlreichen Studien zur Identifikation von Risikofaktoren finden sich zusätzlich zum klassischen Risikofaktor des LDL-Cholesterins signifikante Korrelationen der Trias von Triglyzerid-, VLDL-, HDL-Serumkonzentrationen mit dem Auftreten einer Makroangiopathie (Stout 1990). Im Vergleich zu Nichtdiabetikern ist der prädiktive Wert von Triglyzerid- und VLDL-Serumkonzentrationen deutlich erhöht. Auch der Fettverteilungstyp läßt sich signifikant zum Auftreten einer Makroangiopathie korrelieren (Fontbonne et al. 1992). Ob Anomalien des Lipidstoffwechsels ätiologisch eine primäre Rolle bei der Entwicklung der diabetischen Angiopathie spielen, kann auf der Basis der vorliegenden Studien nicht beantwortet werden.

Hyperglykämie

Die Rolle der Hyperglykämie als Risikofaktor einer diabetischen Makroangiopathie unterlag ähnlichen methodischen Schwierigkeiten wie die der Hyperinsulinämie. In einigen älteren Studien wurden nur einzelne Blutzuckerbestimmungen ohne Festlegung der Tageszeit oder der Abnahmebedingungen durchgeführt. Das glykosylierte Hämoglobin ist als Langzeitparameter erst in wenigen neueren Studien erfaßt worden. Die vorliegenden Ergebnisse sprechen für einen prädiktiven Wert dieses Parameters (Knuiman et al. 1986; Janka et al. 1992). Eine Nachauswertung der Framingham-Studie konnte sogar nachweisen, daß bereits das HbA1 im Normbereich prädiktiv bezüglich des Auftretens einer Makroangiopathie bei Frauen ist (Singer et al. 1992). Die Rolle der Hyperglykämie wird auch durch die Ergebnisse der o. g. Studien bei Patienten mit Glukosetoleranzstörung gestützt.

Hyperinsulinismus, Insulinresistenz

Der Hyperinsulinismus stand als Risikofaktor jahrelang im Vordergrund der wissenschaftlichen Diskussion. Häufig wurde er auch als Sekundärphänomen der umfassenderen Insulinresistenz gedeutet. Dabei ergab sich für epidemiologische Untersuchungen die Schwierigkeit, daß für die Insulinresistenz ein einfacher epidemiologisch sinnvoller Test nicht zur Verfügung stand. Als Maß des Hyperinsulinismus stehen bei epidemiologisch vertretbarem Aufwand nur approximative Verfahren zur Verfügung, insbesondere die kombinierte Bestimmung basaler und stimulierter Insulinspiegel.

Mehrere große Studien haben den Hyperinsulinismus als Risikofaktor einer Makroangiopathie, insbesondere einer KHE untersucht (Paris Prospective Study, Helsinki Policemen, Bussleton). Dabei fanden sich die stimulierten Insulinspiegel zur Angiopathie korreliert. Bis zur 11-Jahres-Auswertung waren in der größten dieser Studien, der Paris Prospective Study, auch die basalen Insulinspiegel positiv zum Auftreten einer KHE korreliert. Überraschend ließen sich aber in der kürzlich vorgenommenen 15-Jahres-Auswertung die basalen Insulinspiegel nicht mehr signifikant korrelieren. Die postprandialen Insulinspiegel waren nicht als kontinuierliche Variable, sondern nur nach Quintilen eingeteilt (Vergleich der letzten mit den 4 ersten Quintilen); prädiktives Gewicht bezüglich des KHE-Risikos siehe Abb. 15.

Kürzlich wurde darüber hinaus überhaupt die Methode der bisherigen Bestimmungen der Insulinspiegel in Frage gestellt. Es war schon seit längerer Zeit bekannt, daß die im Rahmen der Studien verwendeten Antikörper sowohl Proinsulin als auch Insulinspaltprodukte mit erfassen können. Hales und Mitarbeiter (Nagi et al. 1990; Clark et al. 1992) wiesen darauf hin, daß in bestimmten Phasen der Insulinresistenz Intermediärprodukte der Proinsulinkonversion („Split-Insuline") einen hohen Anteil des gesamten immunoreaktiv bestimmten Insulins ausmachen können. Damit wurde die Frage aufgeworfen,

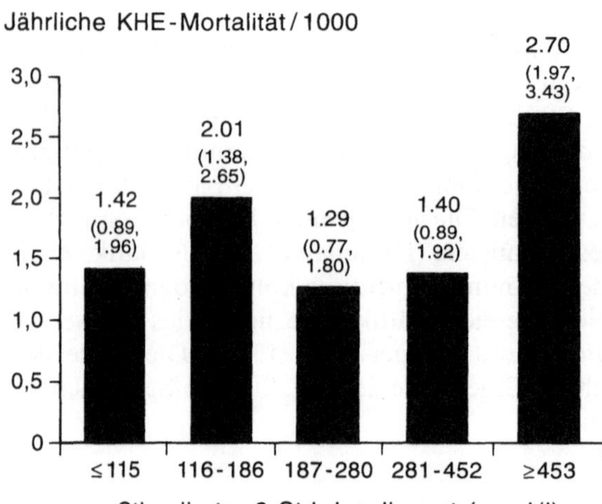

Abb. 15. Jährliche KHE-Mortalität nach Quintilen des stimulierten 2-h-Insulinwertes. (Aus Fontbonne 1991)

ob Insulin oder nicht viel mehr die Spaltprodukte für die makroangiopathischen Spätkomplikationen verantwortlich sind. Zur Klärung dieser Frage müssen weitere Studien abgewartet werden.

Weitere epidemiologisch untersuchte Risikofaktoren (hämostaseologische Veränderungen, Thrombozytenaggregation)

Epidemiologisch weniger umfangreich ist die Literatur zu hämostaseologischen, hämorheologischen, lokalen und systemischen Faktoren bezüglich der Ätiologie und Progression der diabetischen Makroangiopathie. Die PARD-Studie (Breddin et al. 1986) fand für diabetische Männer die Thrombozytenaggregation positiv korreliert zum Auftreten einer diabetischen Angiopathie.

Darüber hinaus waren Plasmakonzentrationen an Fibrinogen und Faktor VIII Ag von prädiktivem Wert.

Studien mit kleinerer Fallzahl ergaben Hinweise auf eine Hypofibrinolyse, bedingt durch eine gesteigerte Plasminogenaktivatorinhibitor-(PAI-)Aktivität. Die Beobachtung, daß Insulinspiegel mit PAI-Aktivitäten bei Typ-II-Diabetikern korrelieren, stellt eine interessante Verbindung zu den metabolischen Risikofaktoren her (Juhan-Vague 1991).

Schlußfolgerung

1) Trotz wesentlicher methodischer Einwände sind Hyperglykämie und Insulinresistenz vermutlich zentrale ätiologische Faktoren der diabetischen Makroangiopathie.
2) Statt Insulin könnten auch Insulinpräkursoren auf die Atherosklerose Einfluß nehmen. Weitere Studien könnten neue therapeutische Konsequenzen erfordern.
3) Sekundäre diabetische Fettstoffwechselstörungen sind für die Progression der Atherosklerose relevant und therapeutisch beeinflußbar.
4) Aktivierungen der thrombozytären und plasmatischen Gerinnungssysteme sind relevante ätiologische Kofaktoren der Entwicklung einer diabetischen Makroangiopathie. Damit ergeben sich weiterführende therapeutische Ansatzmöglichkeiten.

Literatur

Abbot RD, Donahue RP, Kannel WB, Wilson PW (1988) The impact of diabetes on survival following myocardial infarction in men vs women. The Framingham Study. JAMA 260, 23:3456–3460

ADA Consensus Statement (1991) Role of cardiovascular risk factors in prevention and treatment of macrovascular disease in diabetes. Diabetes Care 14S 2:69–75

Brand FN, Abbott RRD, Kannel WB (1989) Diabetes, intermittent claudication, and risk of cardiovascular events. The Framingham Study. Diabetes 38:504–509

Breddin HK, Krzywanek HJ, Althoff P, Kirchmaier CM, Rosak C, Schepping M, Weichert W, Ziemen M, Schöffling K, Überla K (1986) Spontaneous platelet aggregation and coagulation parameters as risk factors for arterial occlusions in diabetics. Results of the PARD-Study. Int Angiol 5:181–195

Clark PM, Levy JC, Burnett M, Turner RC, Hales CN (1992) Immunoradiometric assay of insulin, intact proinsulin and 32–33 split proinsulin and radioimmunoassay in diet-treated Type 2 (non-insulin-dependent) diabetic subjects. Diabetologia 35:469–474 (1992)

Fontbonne A, Charles MA, Thibult N, Richard JL, Claude JR, Warnet JM, Rosselin GE, Eschwege E (1991) Hyperinsulinaemia as a predictor of coronary heart disease mortality in a healthy population: the Paris Prospective Study, 15-year follow-up. Diabetologia 34:356–361

Fontbonne A, Thibult N, Eschwege E, Ducimetiere P (1992) Body fat distribution and coronary heart disease mortality in subjects with impaired glucose tolerance or diabetes mellitus: the Paris Prospective Study, 15-year follow-up. Diabetologia 35:464–468

Fuller HH, Shipley MJ, Rose G, Jarrett RJ, Keen H (1983) Mortality from coronary heart disease and stroke in relation to degree of glycaemia: the Whitehall Study. Br Med J 287:867–870

Haffner SM, Stern MP, Hazuda HP, Mitchell BD, Patterson JK (1990) Cardiovascular risk factors in confirmed prediabetic individuals. JAMA 263:2893–2898

Jarrett RJ, McCartney P, Keen H (1982) The Bedford Study: ten year mortality rates in newly diagnosed diabetics, borderline diabetics and normoglycemic controls and risk for coronary heart disease in borderline diabetics. Diabetologia 22:79–84

Jensen T, Borch-Johnsen K, Kofoed-Enevoldsen A, Deckert T (1987) Coronary heart disease in young type 1 (insulin-dependent) diabetic patients with and without diabetic nephropathy: incidence and risk factors. Diabetologia 30:144–148

Juhan-Vague I, Alessi MC, Vague P (1991) Increased plasminogen activator inhibitor 1 levels. A possible link between insulin resistance and atherothrombosis. Diabetologia 34:457–462

Juhan-Vague I, Roul C, Alessi MC, Ardissone JP, Heim M, Vague P (1989) Increased plasminogen activator inhibitor activity in non insulin dependent diabetic patients – Relationship with plasma insulin. Thrombosis and Haemostasis 61:370–373

Kannel WWB, McGee MD, McGee DL (1979) Diabetes and cardiovascular risk factors. The Framingham Study. Circulation 59(1):8–13

Knuiman MW, Welborn TA, McCann VJ, Stanton KG, Constable IJ (1986) Prevalence of diabetic complications in relation to risk factors. Diabetes 35:1332–1339

Krolewski AS, Kosinski EJ, Warram JH, Leland OS, Busick EJ, Asmal AC, Rand LI, Christlieb AR, Bradley RF, Kahn CR (1987) Magnitude and determinants of coronary artery disease in juvenile-onset, insulin-dependent diabetes mellitus. Am J Cardiol 59:750–755

Laakso M, Ronnemaa R, Pyorälä K, Kallio V, Puukka P, Pentila I (1988) Atherosclerotic vascular disease and its risk factors in non-insulin-dependent diabetic and nondiabetic subjects in Finland. Diab Care 11:449–463

Morrish NJ, Stevens LK, Fuller JH, Keen H, Jarrett RJ (1991) Incidence of macrovascular disease in diabetes mellitus: the London cohort of the WHO Multinational Study of Vascular Disease in Diabetics. Diabetologia 34:584–589

Nagi DK, Hendra TJ, Ryle AJ, Cooper TM, Temple RC, Clark PM, Schneider AE, Hales CN, Yudkin JS (1990) The relationship of concentrations of insulin, intact proinsulin and 32–33 split proinsulin with cardiovascular risk factors in Type 2 (non-insulin-dependent) diabetic subjects. Diabetologia 33:532–537

Olsson T, Viitanen M, Asplund K, Eriksson S, Hägg E (1990) Prognosis after stroke in diabetic patients. A controlled prospective study. Diabetologia 33:244–249

Pyorälä K, Savolainen E, Lehtovirta E, Punsar S, Siltanen P (1979) Glucose tolerance and coronary heart disease: Helsinki Policemen Study. J Chron Dis 32:729–745

Singer DE, Nathan DM, Anderson KM, Wilson PW, Evans JC (1992) Association of HbA1c with prevalent cardiovascular disease in the original cohort of the Framingham Heart Study. Diabetes 41:202–208

Sprafka JM, Burke GL, Folsom AR, McGovern PG, Hahn LP (1991) Trends in prevalence of diabetes mellitus in patients with myocardial infarction and effect of diabetes on survival. Diabetes Care 14:537–543

Stenhouse NS, Murphy BP, Welborn TA (1979) Bussleton population study: risk associated with asymptomatic hyperglycemia. J Chron Dis 32:693–698

Stout RW (1990) Insulin and atheroma. Diabetes Care 13:631–654

WHO Multinational Study of Vascular Disease in Diabetics: Prevalence of small vessel and large vessel disease in diabetic patients from 14 centres. Diabetologia 28S:615–640

Yudkin JS, Forrest RD, Jackson CA (1991) Misclassification of diabetic subjects may account for the increased vascular risk of impaired glucose tolerance: the Islington Diabetes Survey. Diab Res and Clin Pract 13:1–14

Diskussion

Nawroth:
Ich habe eine Frage und eine Anmerkung: Die Frage ist: Sie besprachen ja bei diabetischen Frauen das erhöhte Risiko einer beschleunigten Arteriosklerose. Es gibt nun in der modernen Medizin ein anderes Modell der beschleunigten Arteriosklerose, die Herztransplantationen. Gibt es da schon Daten über einen Unterschied zwischen Männern und Frauen im Sinne der akzelerierten Arteriosklerose der kleinen Gefäße bei Herztransplantaten?

Lüddecke:
Das ist mir nicht bekannt. Man fragt sich ja: Wo kommt dieser Unterschied bei Männern und Frauen her? Darüber ist sich die ganze Literatur nicht im klaren. Es wird vermutet, daß es mit dem zusammenhängt, was die Frauen besonders sympathisch macht, nämlich mit dem Fettgewebe und der anderen Insulinempfindlichkeit aufgrund eines höheren Anteils an Fettgewebe. Aber das ist alles spekulativ.

Nawroth:
Dann die Anmerkung. Es wird immer mit sehr viele Liebe auf dem PAI herumgeritten. Erstens gibt es Studien, die zeigen, daß die Erhöhung von PAI und Erniedrigung der Fibrinolyse gar nicht so mit dem Thromboserisiko korreliert, wie man annimmt, wenn man nur Thrombotiker untersucht oder Patienten mit Thrombose. Da gibt es auch einen pathophysiologischen Hintergrund. Wir haben nämlich in unserem Körper einen hohen, und v. a. auch im Bereich der Gefäßwand, einen über 10fachen Überschuß von PAI 1 im Vergleich zum t-PA. Wenn dann PAI etwa von 10fachem Überschuß auf 11- oder 12fachen Überschuß ansteigt, ist es überhaupt nicht einsehbar, wieso dadurch eine Thrombose entstehen sollte.

Lüddecke:
Aus epidemiologischer Sicht muß man natürlich sagen, es gibt Korrelationen.

Schöndorf:
Sie hatten den Hyperinsulinismus angesprochen, sowohl hinsichtlich des Pathomechanismus der Angiopathie wie auch als prognostischen oder Risikoparameter. Wie sieht es dabei mit dem Diabetes Typ I aus, wo wir das ja nicht haben? Sie haben in vielen Studien auch das Risiko für beide Typen von Diabetes gezeigt und das ist ja beim Typ-I-Diabetes wahrscheinlich genauso hoch. Oder gibt es da gesonderte Zahlen?

Lüddecke:
Ja. Das ist ein sehr wichtiges Thema. Ich kann auf viele Themen hier gar nicht eingehen, z. B. die ganzen Interventionsstudien, die auch noch sehr interessant wären, aber der Unterschied zwischen Typ I und Typ II: es finden sich geringe Unterschiede, die Studien variieren da. Große Unterschiede in der Inzidenz

und Prävalenz ergeben sich nicht. Das hängt aber dann mit der Proteinurie zusammen.

Jetzt die andere Frage:
Der Typ II hat im Anfangsstadium einen Hyperinsulinismus. Der Typ I hat es bei der peripheren Insulingabe, weil ja das Insulin nicht in die Portalvene gegeben wird. Wenn wir versuchen, durch unsere Therapie die Insulindosis an den Insulinbedarf des Patienten anzupassen, dann induzieren wir zumindest phasenweise Hyperinsulinismus. Es ist schwierig, die Therapie so optimal zu führen, daß es keinen Hyperinsulinismus beim Typ I gibt. Es gibt Studien, die sagen, insulinbehandelte, sulfonylharnstoffbehandelte Patienten usw. haben ein erhöhtes Risiko gegenüber denen, die nicht behandelt werden. Aber diese Studien sind meiner Ansicht nach relativ wertlos, weil der Patient, der auf Insulin umgestellt wurde oder auf Sulfonylharnstoffe eingestellt werden mußte, natürlich schon den fortgeschritteneren und den schweren Diabetes hat. Von dieser Seite her zu argumentieren, halte ich für sehr problematisch.

Schönberg:
Ich habe noch eine klinisch bezogene Frage. Sie zeigten, daß beim Typ-II-Diabetes die Frauen im mittleren Alter häufiger eine Makroangiopathie haben als bei Typ I. Weiß man, warum das so ist? Oder wäre eine Erklärung, daß die Typ-I-Diabetiker ein höheres Gesundheitsbewußtsein haben?

Lüddecke:
Dazu gibt es keine Erklärung. Man kann ja generell sagen, die Studienlage schwankt, was die Prävalenzen angeht. Da muß man sehr vorsichtig in allen Aussagen sein. Seitdem wir die WHO-Multicenterstudie haben, wissen wir, daß da unglaubliche regionale Schwankungen bestehen.

Aktivierte zelluläre Hämostase und diabetische Angiopathie *

D. Tschöpe, P. Rösen und B. Schwippert

Zusammenfassung. Gefäßerkrankungen und damit verbundene Akutkomplikationen stellen unverändert die Haupttodesursache des Diabetikers dar. Die Entwicklung der letztlich lebensterminierenden thrombotischen Akutereignisse an endothelialen Läsionsstellen des Gefäßsystems ist verstärkt. Morbidität und Mortalität des Diabetikers hängen damit von den gefäßvermittelten Komplikationen schicksalhaft ab.

Die Integrität des Blutflusses als Voraussetzung einer bedarfsgerechten Organperfusion resultiert aus Vasomotion, Plasmazusammensetzung, Eigenschaften zellulärer Blutelemente, der Gefäßstruktur sowie v. a. aus der ungestörten Interaktion dieser Komponenten an der endothelialen Grenzfläche. Die funktionelle Thromboresistenz des Endothels ist beim Diabetiker vermindert. Neben gesteigerter intravasaler Thrombinbildung und verminderter reparativer Fibrinolyse führen v. a. primär funktionsgesteigerte Thrombozyten zu einem präthrombotischen Zustand. Im Gegensatz zu hämorrheologischen Mechanismen kann eine thrombotische Diathese zur akuten Strombahnobstruktion führen. Aktivierte Thrombozyten sind dabei dreifach schädigend: 1) primäre Mikroembolisierung der Kapillarstrombahn, 2) lokale Progression von Gefäßwandläsionen durch Sekretion vasokonstriktiver, mitogener und oxydativ wirksamer Substanzen, 3) Auslösung einer arteriellen Akutthrombose.

Aus diesen Gründen liegt eine ergänzende thrombozytenfunktionshemmende Präventionsmedikation bei Diabetikern nahe. Voraussetzung für eine weitere Verbesserung der Nutzen-Risiko-Abwägung solcher Therapieansätze ist die Analyse des individuellen Risikos eines aktivierten zellulären Hämostasesystems z. B. mit der durchflußzytometrischen Aktivierungsmarkeranalyse nach dem Düsseldorf-III-Protokoll („thrombotic risk assessment").

Epidemiologische Erwägungen

Trotz verbesserter Stoffwechseltherapie haben Diabetiker statistisch weiterhin eine verkürzte Lebenserwartung (Bennett 1990; Jarrett u. Keen 1975; Micossi

---

* Auszug aus dem Übersichtsartikel „Rheologische Veränderungen und diabetische Folgeschäden". Veröffentlicht in: *Diabetes und Stoffwechsel*, Heft 1, 2/1992. Mit freundlicher Genehmigung des Herausgebers, Prof. Willms, Bad Lauterberg.

et al. 1987; Panzram 1987; West 1978). Die Übersterblichkeit der Diabetespatienten ist v. a. durch gehäuft auftretende, chronische und akute Folgeerkrankungen des Gefäßsystems bedingt, die darüber hinaus kompliziert verlaufen (Brand et al. 1989; Jarrett 1984; Pirart 1978; Singer et al. 1989; Sprafka et al. 1991; Ulvenstam et al. 1985). Mehr als 75% der Patienten sterben an akuten Gefäßkomplikationen (Diabetes Epidemiology Research International Mortality Study Group 1991; Marks u. Krall 1971; Panzram 1987; Songer et al. 1992). Hierdurch wird der Großteil der direkt und indirekt mit dem Diabetes assoziierten medizinischen und sozialen Kosten verursacht (Bransome 1992; Jarrett 1984). Die MRFIT-Studie zeigte auch bzw. gerade beim Diabetes einen linearen Zusammenhang zwischen steigender Inzidenz vaskulärer Erkrankungen bzw. Mortalität und der Anzahl klassischer Risikofaktoren wie Hypertonie, Rauchen oder Hyperlipoproteinämie. Allerdings ist der Diabetes ein eigenständiger Risikofaktor, der Inzidenz, Art und Prognose von Gefäßschäden und ihre Komplikationen negativ beeinflußt (Colwell et al. 1989; Stamler 1987).

Ischämie und präthrombotischer Zustand

Das diabetesspezifische Spätsyndrom ist durch charakteristische Organschäden an Herz, Niere, Retina und Nerven gekennzeichnet. Die Gewebstrophik ist v. a. in statisch belasteten Bereichen (z. B. am Fuß) reduziert. Funktionell und pathomorphologisch handelt es sich um Veränderungen der Gefäßstruktur, der Vasomotion sowie des Wechselspiels an der Grenzfläche zwischen Gefäßwand und Gefäßinhalt mit der Folge einer Reduktion des Blutflusses durch die kapilläre Endstrombahn (z. B. Vasa nervorum). Die Besonderheit dieser Prozesse besteht in der Chronizität, die nicht zu einem akuten Organausfall führt. Vielmehr kommt es durch die schleichende Einschränkung der nutritiv wirksamen mikrozirkulatorischen Perfusionsfläche, d. h. über relative Gewebshypoxie, zu einer progredienten Reduktion der Organleistungsreserve, die in Abwesenheit klinischer Symptome meßbar wird (z. B. Nervenleitgeschwindigkeit, Mikroalbuminurie etc.) und dann bereits eine fortgeschrittene Organschädigung repräsentiert (Zatz u. Brenner 1986).

Neben der Mikroangiopathie findet sich beim Diabetiker eine beschleunigte Entwicklung makroangiopathischer Gefäßläsionen mit den typischen Manifestationspunkten der peripheren, koronaren und zerebralen Strombahn, die sich strukturpathologisch nicht von vergleichbaren Läsionen des Nichtdiabetikers unterscheiden (Colwell et al. 1981; Colwell u. Lopes-Virella 1988; Colwell et al. 1990). Es wurde spekuliert, daß die initiale Auslösung der pathologischen, atherogenetischen Zellwandprozesse ebenfalls auf einer Mikrozirkulationsstörung der nutritiven Vasa vasorum beruht (Martin et al. 1991). Darüber hinaus ist auch die Entwicklung von thrombotischen Akutereignissen, die letztlich zu den lebensterminierenden Endpunkten führen, an den exponierten Läsionsstellen beim Diabetiker beschleunigt (Frade et al. 1987). In neueren Arbeiten konnte der klinische Eindruck bestätigt werden, daß die

Fulminanz und der Verlauf solcher Akutereignisse, z.B. des Myokardinfarktes, beim Diabetiker deutlich verstärkt sind. Die Letalität ist dementsprechend wesentlich erhöht (Singer et al. 1989; Sprafka et al. 1991) und spiegelt die Kombination fortgeschrittener, struktureller Einschränkung der Organreserve mit überschießenden rheologischen und hämostaseologischen Ischämiemechanismen wider. Der Diabetiker ist also von einer chronisch progredienten, mikroangiopathisch bedingten Einschränkung von Organleistungen bedroht. Andererseits kommt es zu einer akzelerierten Atherosklerose an den formalpathologisch typischen Manifestationspunkten, wobei das Potential für Akutkomplikationen sowie die damit verbundene Letalität deutlich erhöht sind.

Der präthrombotische Zustand bei Diabetes mellitus ist Folge zahlreicher Veränderungen der Gerinnung, Fibrinolyse und Blutplättchenfunktion (Banga u. Sixma 1986; Bauer u. Rosenberg 1987; Landgraf-Leurs et al. 1987; Schafer 1985; Tabelle 1):

Tabelle 1. Faktoren der zellulären Hämostase, plasmatischen Gerinnung und Fibrinolyse, die den präthrombotischen Zustand bei Diabetes mellitus begründen

Plasmatische Gerinnung	Faktor VII	(+)
	Faktor VIII : c	(+)
	von Willebrand Faktor: AG	(+)
	Fibrinogen	(+)
	Thrombin	(+)
	Antithrombin III	(−)
	Protein C/S	(−)
Zelluläre Hämostase	Plättchenaggregabilität	(+)
	Plättchenaktivierung	(+)
	Thromboxan	(+)
	Prostazyklin	(−)
	Thrombomodulin	(−)
Fibrinolyse	Tissueplasminogenaktivator	(− ?)
	Plasminogenaktivatorinhibitor	(+ ?)

Zusammen mit einem erhöhten Plasmaanteil thrombotischer Präkursoren liegt im Diabetes eine erhöhte in vivo Thrombingenerierung vor (Ceriello et al. 1990; Schafer 1985), wohingegen Inhibitoren der Gerinnung, wie z.B. Antithrombin III, in ihrer Aktivität möglicherweise als Folge der Glykierung reduziert sind (Ceriello et al. 1987, 1990). Die Befunde zur Fibrinolyse sind noch widersprüchlich, jedoch wurden eine verringerte endotheliale Synthesekapazität für den Plasminogenaktivator sowie erhöhte Plasmaspiegel an Plasminogenaktivator-Inhibitor beschrieben (Auwerx et al. 1972; Lorenzi u. Cagliero 1991). Die zelluläre Hämostase (Endothel- und Thrombozytenfunktion) wurde durchgängig als aktiviert beschrieben. Somit läßt sich der präthrombotische Zustand bei Diabetes mellitus zusammenfassend als erhöhte Thrombozytenreaktivität(aktivierung) bei erhöhter Thrombogenität des Endothels und der subendothelialen Matrix und als erhöhte Verfügbarkeit von thrombotischen Präkursoren mit gesteigerter Thrombingenerierung bei gleichzeitig reduzierter Fibrinolyse zusammenfassen (Übersicht bei Ostermann u. van de Loo 1986). Unter den Bedingungen des Diabetes mellitus spielt der präthrombotische Zustand eine zweifache Rolle: einerseits mögen aktivierte zelluläre Hämostase, intravasale Gerinnung sowie reduzierte Fibrinolyse primär zur Entwicklung von Angiopathien beitragen, andererseits muß in der Kombination von vorbestehender Gefäßwandläsion und aktiviertem Gerinnungssystem bei reduzierter Fibrinolyse eine besondere Gefährdung für die Entwicklung von Mikrozirkulationsstörungen und akut-thrombotischen (lebensterminierenden) Ereignissen gesehen werden.

Verminderte endotheliale Thromboresistenz

Neben der Zusammensetzung des Blutes repräsentiert das Endothel bzw. die Gefäßarchitektur die Bedingungen, unter denen Blutströmung stattfindet. Die Vasomotion, d. h. Gefäßdilatation oder -konstriktion, ist das funktionelle Regelprinzip, nach dem der Organismus bedarfsorientiert perfundiert wird (Schmid-Schönbein 1981). Damit besteht eine Reserve, um negative Auswirkungen einer veränderten Blutzusammensetzung zu kompensieren. Das Endothel soll unter den individuellen Perfusionsbedingungen einen adäquaten Stoff- und Gastausch mit dem Gewebe ermöglichen. Es stellt daher keineswegs nur eine passive Barriere oder einen „Blutcontainer" dar, sondern ist als stoffwechselaktives, den Organismus durchdringendes Organ zu verstehen. Mit seinem biochemischen Inventar trägt es zur Regulation der Vasomotion sowie der Permeabilität der Gefäßwand bei. In Ergänzung mit den in der unmittelbaren Grenzschicht fließenden Thrombozyten reguliert es seine eigene Anti- bzw. Prothrombogenität (Lorenzi u. Cagliero 1991; Rösen et al. 1991).

Ein entscheidender Faktor für das erhöhte thromboembolische Risiko im Diabetes dürfte die verminderte Synthese von PGI_2 und NO (EDRF) sein. Die verminderte Freisetzung beider Stoffe begünstigt die Thrombozytenadhäsion und -aggregation. Die Bildung intravasaler Thromben auf einem kontinuierlichen, nichtdenudierten Endothel belegt nachdrücklich, daß es im Diabetes zur Abschwächung der antithrombogenen Eigenschaften des Endothels kommt, bevor morphologische Läsionen erkennbar sind (Tshibashi et al. 1981; Maiello et al. 1988). Dementsprechend war experimentell ein erhöhter Spiegel an mRNA für endothelial synthetisierte Adhäsionsproteine (z. B. Fibronektin) bereits nach vierwöchiger Diabetesdauer zu beobachten. In Kultur wurde die endotheliale Synthese solcher Proteine durch erhöhte Glukosekonzentrationen im Kulturmedium über 2 Wochen induziert (Roy et al. 1990; Boeri et al. 1989). Zusätzlich zur Hemmung der antithrombogenen Eigenschaften des Endothels unter hyperglykämischen Bedingungen kommt es zur Hemmung der Fibrinolyse. So unterscheidet sich regenerierendes und konfluentes Endothel in seinen fibrinolytischen Eigenschaften (Levin u. Loskutoff 1978; Rodgers u.

Shuman 1983): im Zustand der Konfluenz ist die fibrinolytische Aktivität im Vergleich zum nichtkonfluenten Zustand erhöht, worauf vermehrte Thromboplastinbildung („tissue factor") und die beschleunigte Umwandlung von Prothrombin in Thrombin hinweisen. Das lokale Gleichgewicht zwischen fibrinolytischen und koagulatorischen Eigenschaften hängt somit vom Funktions- bzw. Regenerationszustand des Endothels ab, der wiederum durch die chronische Hyperglykämie moduliert wird. Ein verzögertes Wachstum des Endothels nach Verletzung („endothelial recovery"), wie es für den Diabetes beschrieben wurde (Lorenzi et al. 1989), müßte sich folglich auch unmittelbar auf den lokalen Gerinnungsstoffwechsel im prokoagulatorischen Sinne auswirken. Gleichsinnig, aber zeitlich wesentlich beschleunigt, wirkt sich die Hyperglykämie auf die Synthese des Gewebe-Plasminogenaktivators aus, die bereits während 24stündiger Blutzuckererhöhung abnimmt, wobei zusätzlich die Aktivität des Plasminogenaktivator-Inhibitors zunimmt (Lorenzi et al. 1989).

Der Zusammenhang zwischen Hyperglykämie und prokoagulanten Endotheleigenschaften läßt sich vor allem auch unter dem Einfluß von „advanced glycation endproducts, AGE" auf die Endothelzelle zeigen (Brownlee et al. 1988; Lorenzi et al. 1989). Es ist mit AGE dosisabhängig möglich, das auf der Oberfläche des Endothels exprimierte Thrombomodulin funktionell zu vermindern und gleichzeitig die Thromboplastinfreisetzung („tissue factor") zu stimulieren (Esposito et al. 1989). Unter anderem wird dadurch die Protein C/S Wirkung auf die Inaktivierung von Gerinnungsfaktoren vermindert.

Gesteigerte Thrombozytenfunktion

Unter physiologischen Bedingungen steuern Thrombozyten die verschiedenen Komponenten des Gerinnungssystems zur bedarfsgerechten Hämostase. Sie sind zusammen mit den endothelialen Mechanismen für die Kontinuität des Blutstroms verantwortlich (Fritsma et al. 1981; Sinzinger 1986; Stout 1987). Im Gegensatz zu prokoagulatorischen Veränderungen von plasmatischen Einzelfaktoren, wie z. B. Antithrombin III, deren klinische Bedeutung v. a. für den venösen Strombahnschenkel etabliert ist, betreffen die von den Thrombozyten beeinflußten vasookklusiven Phänomene klinisch v. a. die arterielle Strombahn (Baumgartner u. Sakariassen 1987; Breddin et al. 1986; Cho et al. 1989; Fitzgerald et al. 1986; Martin et al. 1985; Mizuno et al. 1992).

Die Aktivierbarkeit bzw. Aktivierung von Thrombozyten ist Ausdruck der Bilanz zwischen stimulatorischen und inhibitorischen Agonisten bzw. ihren Signalsystemen. Nach dem Aktivierungsreiz kommt es zu Veränderungen der sterischen Organisation der Plättchenmembran („thrombogene Transformation", Abb. 1). Es werden Bindungsstellen für die Interaktionen mit zytoadhäsiven Plasmaproteinen exprimiert. So wird Fibrinogen an den aktivierten Glykoprotein-IIB/IIIA-Komplex gebunden. Diese Reaktion ist für die Aggregation der Blutplättchen untereinander essentiell (DiMinno et al. 1983; Hawiger et al. 1985; Niiya et al. 1987). Die Bindung des von-Willebrand-Faktor an den aktivierten Glykoprotein-IB-Komplex ist für die initiale Adhäsion

Ruhezustand

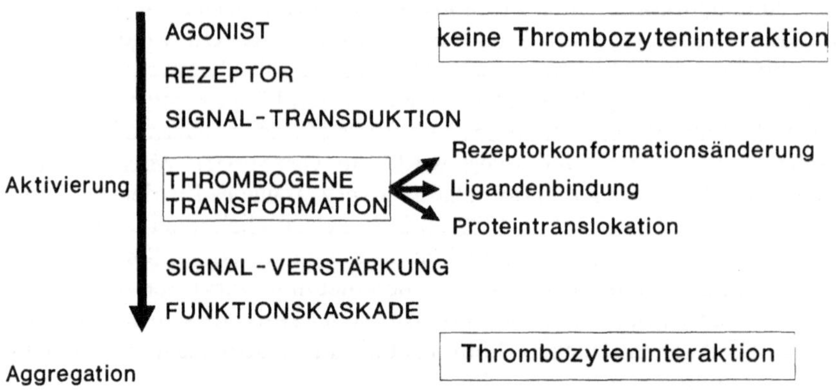

Abb. 1. Thrombozytenaktivierungskaskade

von Plättchen an Endothelzellen verantwortlich (Berndt 1986; Nurden 1987; Sixma 1987). Im Verlauf der Aktivierung von Blutplättchen kommt es zur Fusion intrathrombozytärer α-Granula mit der Außenmembran, wobei die in diesen Granula gespeicherten Substanzen (Plättchenfaktor 4, β-Thromboglobulin, Thrombospondin, Fibrinogen, Plasminogenaktivator-Inhibitor, Platelet-Derived-Growth-Factor, von-Willebrand-Faktor; Parker u. Gralnick 1986) sezerniert werden. Einerseits binden solche Plättcheninhaltsstoffe, z. B. Thrombospondin, an spezifisch exprimierte Oberflächenrezeptoren der Plättchenmembran zurück und führen zu einer weiteren Quervernetzung des entstehenden weißen Plättchenthrombus (Frazier et al. 1987; Tuszynski et al. 1988; Wolff et al. 1986), andererseits können Plättchenfaktor 4 oder PDGF lokal mit der Gefäßwand interagieren und z. B. durch mitogene Aktivität lokale Gefäßwandveränderungen verstärken (Guillausseau et al. 1989; Localco et al. 1985). Gleichzeitig kommt es zur Abspaltung aktivierter Membranfragmente (Mikropartikel, „platelet-dust"), die als katalytische Oberflächen für aktivierte Gerinnungsproteinasen (Faktor VIIIa, Faktor Xa) dienen und die intravasale Thrombingenerierung für den zeitlich später entstehenden plasmatischen Anteil eines Gerinnsels beschleunigen (Abrams et al. 1990; George et al. 1986; Shattil et al. 1987). Thrombin wiederum führt zu einer massiven Thrombozytenaktivierung (Kroll et al. 1992).

Blutplättchen sind kernlose zytoplasmatische Abschnürungen von megakaryozytären Vorläuferzellen im Knochenmark (Corash et al. 1987; Thompson et al. 1983). Sie können ihre Konstitution nicht aktiv regulieren und unterliegen daher passiv ihrem äußeren Milieu, das unter den Bedingungen des Diabetes mellitus verändert ist: Hyperglykämie, Hyper- und Hypoinsulinämie, erhöhter Sympathikotonus mit hypoglykämiebedingten adrenergen Krisen, Hyperlipoproteinämie. Sekretionsprodukte aktivierter Blutplättchen wie z. B. im Stoffwechsel von Polyenfettsäuren entstehende Lipidperoxyde können

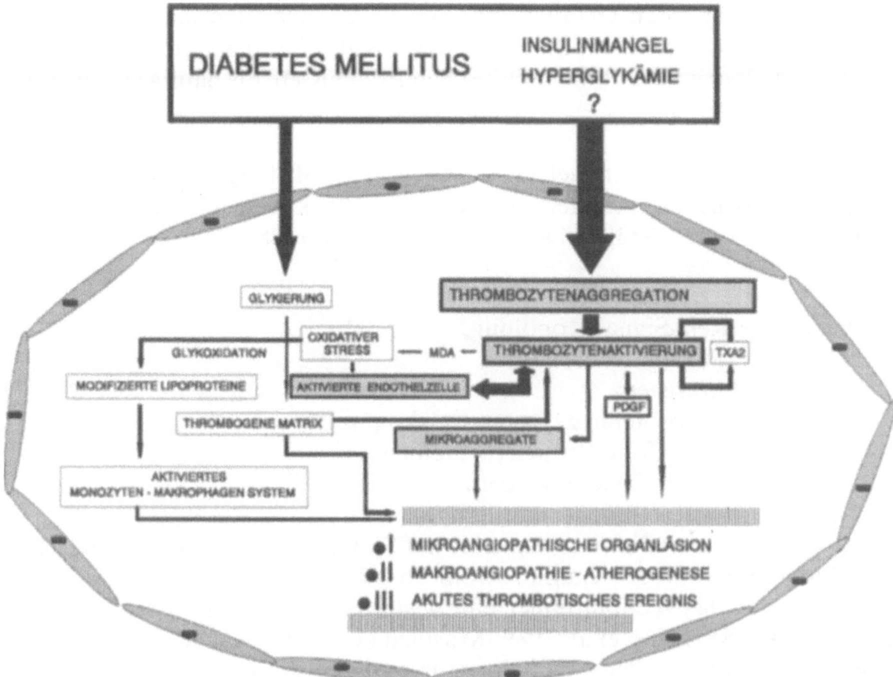

Abb. 2. Pathophysiologische Bedeutung von Blutplättchen bei Diabctcs mellitus

lokal zu einer oxidativen Veränderung atherogener Plasmapartikel, z. B. von LDL-Cholesterin, führen und die lokale Atherogenese indirekt beschleunigen (Colwell et al. 1990). Darüber hinaus kann der Kontakt aktivierter Blutplättchen mit Endothelzellen auch ohne konsekutive Bildung eines Thrombus als Auslösungsreiz zu einer lokalen Veränderung der endothelialen Integrität („non-denuding injury", „thrombogenic finger-printing") führen (Colwell et al. 1983; Hawiger et al. 1985; Marshall 1986; Ross 1986; Schmitz et al. 1991; Sevitt 1986; Sinzinger 1986).

Die mögliche pathophysiologische Bedeutung von Blutplättchen ist daher unter den Bedingungen des Diabetes mellitus 3fach zu verstehen (Übersicht bei Tschöpe et al. 1989; Abb. 2):

1) Mikroembolisierung der kapillären Strombahn führt zu einem progredienten Verlust des nutritiv wirksamen kapillären Strombahnquerschnittes und kann daher die Entwicklung mikroangiopathischer Organläsionen auslösen, begünstigen und beschleunigen.
2) Die lokale Plättchenaktivierung in primär geschädigten Gefäßprovinzen führt zu einer lokalen Akkumulation vasokonstruktiver Substanzen, mitogener Aktivität sowie oxydativ wirksamer Stoffwechselmetabolite, die ihrerseits die lokale Atherogenese direkt oder indirekt beschleunigen.

3) An vorbestehenden Gefäßläsionen sind Thrombozyten unter den Bedingungen aktivierter Endothelzellen und lokaler Dysregulation des Vasotonus Auslöser von akut thrombotischen Ereignissen, die häufig lebensterminierend sind.

Tatsächlich ist wiederholt nachgewiesen worden, daß Thrombozyten von Diabetikern konstitutiv verändert und funktionell aktiver sind (Übersicht bei Colwell et al. 1981, 1983; Colwell u. Lopes-Virella 1988; Ostermann u. van de Loo 1986):

- verstärkte Reiz-Signal-Kopplung,
- vermehrte Thromboxanbildung,
- Prostazyklinresistenz,
- erhöhte Glykoproteinrezeptorexpression,
- vermehrter Gehalt an Speicherproteinen,
- erhöhtes Thrombozytenvolumen.

Neben gesteigerter Adhäsion zeigen sie auf Standardreize wie Kollagen, ADP, Arachidonsäure und Adrenalin sowohl im plättchenreichen Plasma als auch im physiologischen Vollblutmilieu eine gesteigerte Aggregationsantwort (Betteridge et al. 1981; Cho et al. 1989; Mustard et al. 1984; Ostermann u. van de Loo 1986). Dabei ist der Arachidonsäuremetabolismus diabetischer Thrombozyten gesteigert (Rösen u. Hohl 1984; Rösen et al. 1987, 1989). Insgesamt entsteht im diabetischen Blutplättchen unter definierten Stimulationsbedingungen mehr proaggregatorisches Thromboxan, wobei gleichzeitig eine verringerte Sensitivität auf antiaggregatorisches Prostazyclin besteht (Alessandrini et al. 1988; Betteridge et al. 1982; D'Angelo et al. 1984; Davi et al. 1990; Halushka et al. 1981). Diese funktionellen Befunde lassen sich ultrastrukturellen Thrombozytenveränderungen zuordnen, die darauf hindeuten, daß die Blutplättchen im Diabetes bereits primär-konstitutiv verändert sind, d. h. daß die megakaryozytäre Thrombopoese verändert ist („diabetische Thrombozytopathie"). Dies resultiert dann vermutlich in der Freisetzung von größeren Blutplättchen mit einem erhöhten Rezeptorbesatz und einer vermehrten intrinsischen Protein- bzw. Enzymausstattung, d. h. daß das von den Thrombozyten kontrollierte, funktionelle thrombotische Potential beim Diabetiker a priori erhöht ist (Tschöpe et al. 1989, 1990, 1992).

Die klinische Bedeutung eines gesteigerten Thrombozytenfunktionspotentials entscheidet sich am Ausmaß der tatsächlichen intravasalen Thrombozytenaktivierung. Zahlreiche Studien haben zu der Ansicht geführt, daß es bei Diabetikern tatsächlich auch zu einer gesteigerten intravasalen Thrombozytenaktivierung kommt (Burrows et al. 1978; Fritschi et al. 1984; Preston et al. 1978; Tschöpe et al. 1989; Voisin et al. 1983). Letztlich konnte dies erst mit der Technik der durchflußzytometrischen Thrombozytenaktivierungsmarkeranalyse nachgewiesen werden (Übersicht bei Abrams et al. 1990; Shattil et al. 1987; Tschöpe et al. 1990, 1991). Bei Diabetikern zirkulieren signifikant mehr markerpositive (aktivierte) Thrombozyten. Die Thromboytensubtypisierung mit Antikörpern gegen aktivierungsabhängige Oberflächenantigene (z. B. CD62, CD63, Thrombospondin) erlaubt dabei eine Abschätzung und Beurteilung des Thrombozytenaktivierungsstatus des Einzelpatienten und umgekehrt die Identifizierung der Subpopulation tatsächlich aktivierter Thrombozyten: Bei Diabetikern zirkulieren vor allem große Thrombozyten in einem aktivierten Zustand (Tschöpe et al. 1991). Besonders die CD62-positiven Thrombozyten spielen möglicherweise eine besondere pathophysiologische Rolle in der Pathogenese von Gefäßschäden, da das CD62 assoziierte Antigen als spezifisches „P-Selektin" charakterisiert wurde, das die Bindung weißer Blutzellen an aktivierte Thrombozyten und Endothelzellen vermittelt (Johnston et al. 1987; McEver 1990, 1992). Mit der Thrombozytenaktivierungsmarkeranalyse deutet sich die Möglichkeit an, das individuelle thrombotische Risiko des Diabetikers über den Aktivierungsstatus seiner Thrombozyten zu bestimmen und als Leitparameter für die Indikationsstellung einer Behandlung mit Aggregationshemmern zu nutzen (Tschöpe et al. 1992). Die Verbesserung der „vaskulären Prognose" des diabetischen Risikopatienten ist bisher vergleichsweise unbefriedigend. Aus epidemiologischer und pathophysiologischer Sicht ergibt sich aber eine besonders naheliegende Indikation zur ergänzenden Behandlung mit Hemmsubstanzen der Thrombozytenfunktion (Colwell et al. 1991). Die Mehrheit der bislang vorliegenden Studien zeigt einen entsprechend günstigen Einfluß der Behandlung mit aggregationshemmenden Substanzen auf klinische Endpunkte sowohl im Bereich der Makro- als auch der Mikrozirkulation (Übersicht bei Colwell et al. 1991). Über die Befunde der Populations-basierten Studien weist die Metaanalyse der „Anti-Platelet-Trialist Collaboration" den therapeutischen Effekt des Konzeptes einer zusätzlichen, plättchenhemmenden Therapie auf die Inzidenz vaskulärer Endpunkte bei Diabetikern nach (Antiplatelet Trialist Collaboration 1988). Allerdings muß jede zusätzliche Präventionsmedikation unter der individuellen Nutzen-Risiko-Abwägung für den Einzelpatienten gesehen werden. Eine diagnostische Identifikation von Patienten mit einem aktivierten zellulären Hämostasesystem, z. B. mit dem durchflußzytometrischen Aktivierungsmarkertest nach dem Düsseldorf-III-Protokoll, könnte helfen, die Effektivität der Behandlung zu verbessern: Wenn nur identifizierte Risikopatienten behandelt werden, könnte die Behandlung solcher Patienten, bei denen der Erfolg einer Plättchenfunktionshemmung fraglich ist, die also dem Risiko von Nebenwirkungen umsonst ausgesetzt wären, vermieden werden.

Literatur

Abrams CHS, Ellison N, Budzynski AZ, Shattil SJ (1990) Direct detection of activated platelets and platelet-derived microparticles in humans. Blood 75:128–138

Alessandrini P, McRae J, Feman S, Fitzgerald GA (1988) Thromboxane biosynthesis and platelet function in type I diabetes mellitus. New Engl J Med 319/4:208–212

Antiplatelet Trialist Collaboration (1988) Secondary prevention of vascular disease by prolonged antiplatelet treatment. Br Med J 296:310

Auwerx J, Bouillon R, Collen D, Geboers J (1972) Tissue-type plasminogen activator antigen and plasminogen activator inhibitor in diabetes mellitus. Arteriosclerosis 8:68–72

Banga JD, Sixma JJ (1986) Diabetes mellitus, vascular disease and thrombosis. Clin Haematol 15:465–492

Bauer KA, Rosenberg RD (1987) The pathophysiology of the prethrombotic state in humans: insights gained from studies using markers of hemostatic system activation. Blood 70:343–350

Baumgartner HR, Sakariassen KS (1987) Factors controlling thrombus formation on arterial lesions. Ann NY Acad Sci: 162–177

Bennett PH (1990) Epidemiology of Diabetes Mellitus, in: Rifkin H, Prts D jr (eds) Diabetes mellitus. Elsevier, New York Amsterdam London, p 249–256

Berndt MC (1986) The Molecular Mechanism of Platelet Adhesion, in: Fidge NH, Nestel PJ (eds) Athersclerosis VII. Springer, Berlin Heidelberg New York, p 467–471

Betteridge DJ, Zahavi J, Jones NAG, Shine B, Kakkar VV, Galton DJ (1981) Platelet function in diabetes mellitus in relationship to complications, glycosylated haemoglobin and serum lipoproteins. Eur J Clin Invest 11:273–277

Betteridge DJ, El Tahir KEH, Reckless JPD, Williams KI (1982) Platelets from diabetic subjects show diminished sensitivity to prostacyclin. Eur J Clin Invest 12:395–398

Boeri D, Almus F, Maiello M, Cagliero E, Vijaya Mohan Rao L, Lorenzi M (1989) Modification of tissue factor mRNA and protein response to thrombin and interleukin 1 by high glucose in cultured human endothelial cells. Diabetes 38:212–218

Brand FN, Abbott RD, Kannel WB (1989) Diabetes, intermittent claudication, and risk of cardiovascular events. The Framingham Study. Diabetes 38:504–509

Bransome ED (1992) Financing the Care of Diabetes Mellitus in the U.S. Diab Care 15 Supplement 1:1–5

Breddin HK, Kryzwanek HJ, Althoff P, Kirchmaier CM, Rosak C, Schepping M, Weichert W, Ziemen M, Schöffling K, Überla K (1986) Spontaneous platelet aggregation and coagulation parameters as risk factors for arterial occlusions in diabetics. Results of the PARD-study. Int Angiol 5:181–195

Brownlee M, Cerami A, Vlassara H (1988) Advanced glycosylation end products and the biochemical basis of diabetic vascular complications. N Engl J Med 318:1315–1321

Burrows AW, Chavin SI, Hockaday TDR (1978) Plasma-thromboglobulin concentrations in diabetes mellitus. Lancet 2/4:235–237

Ceriello A, Giugliano D, Quatraro A, Stante A, Dello Russo P, D'Onofrio P (1987) Induced hyperglycemia alters antithrombin III activity but not its plasma concentration in healthy normal subjects. Diabetes 36:320–323

Ceriello A, Marchi E, Barbanti M, Milani MR, Giuliano D, Quatraro A, Lefebre P (1990) Non-enzymatic glycation reduces heparin cofactor II antithrombin activity. Diabetologia 33:205–207

Ceriello A, Quatraro A, Marchi E, Barbanti M, Dello Russo P, Lefebvre P (1990) The role of hyperglycemia-induced alterations of anti-thrombin III and factor X activation in the thrombin hyperactivity of diabetes mellitus. Diab Med 7:343–348

Cho NH, Becker D, Dorman JS, Wolfson S, Kuller LH, Drash AL, Follansbee WF, Kelsey SF, Orchard TJ (1989) Spontaneous whole blood platelet aggregation in insulin-dependent diabetes mellitus: an evaluation in an epidemiologic study. Thromb Haemost 61:127–130

Colwell JA (1991) Clinical Trials of Antiplatelet Agents in Diabetes Mellitus: Rationale and Results. Sem Thromb Hemostas 17:439–444

Colwell JA (1991) Platelet-active drugs in diabetes mellitus, in: Mogensen CE, Standl E (eds) Pharmacology of Diabetes. de Gruyter, Berlin, p 193–209

Colwell JA et al. (1989) Consensus Statement. Role of cardiovascular risk factors in prevention and treatment of macrovascular disease in diabetes. Diab Care 12:573–579

Colwell JA, Lopes-Virella MF (1988) A review of the development of large-vessel disease in diabetes mellitus. Am J Med 85:113–118

Colwell JA, Lopes-Virella, Halushka PV (1981) Pathogenesis of atherosclerosis in diabetes mellitus. Diabetes Care 4:121–133

Colwell JA, Winocour PD, Halushka PV (1983) Do platelets have anything to do with diabetic microvascular disease? Diabetes 32:14–19

Colwell JA, Winocour PD, Lopes-Virella MF (1990) Platelet interactions in atherosclerosis and diabetes mellitus, in: Rifkin H, Prts D jr (eds) Diabetes mellitus. Elsevier, New York Amsterdam London, p 249–256

Corash L, Chen HY, Levin J, Baker G, Lu H, Mok Y (1987) Regulation of thrombopoiesis: effects of the degree of thrombocytopenia on megakaryocyte ploidy and platelet volume. Blood 70:177–185

D'Angelo A, Micossi P, Mannucci PM, Garimberti B, Franchi F, Pozza G (1984) Increased production of platelet thromboxane B2 in non-insulin-dependent diabetes. Relationship to vascular complications. Eur J Clin Invest 14:83–86

Davi G, Catalano I, Averna M, Notarbartolo A, Strano A, Ciabattoni G, Patrono C (1990) Thromboxane biosynthesis and platelet function in type II diabetes mellitus. N Engl J Med 21:1769–1774

Di Minno G, Thiagarajan P, Perussia B, Martinez J, Shapiro S, Trinchieri G, Murphy S (1983) Exposure of platelet fibrinogen-binding sites by collagen, arachidonic acid, and ADP: inhibition by a monoclonal antibody to the glycoprotein IIb–IIIa complex. Blood 61:140–148

Diabetes Epidemiology Research International Mortality Study Group (1991) International evaluation of cause-specific mortality and IDDM. Diabetes Care 14:55–60

Diabetes Epidemiology Research International Mortality Study Group (1991) Major cross-country differences in risk of dying for people with IDDM. Diabetes Care 14:49–54

Esposito C, Gerlach H, Brett J, Stern D, Vlassara H (1989) Endothelial receptor-mediated binding of glucose modified albumin is associated with increased monolayer permeability and modulation of cell surface coagulant properties. J Exp Med 170:1387–1407

Fitzgerald DJ, Roy L, Catella F, Fitzgerald GA (1986) Platelet activation in unstable coronary disease. N Engl J Med 315:983–989

Frade LJG, de la Calle H, Alava I, Navarro JL, Creighton LJ, Gaffney PJ (1987) Diabetes Mellitus as a hypercoagulable state: its relationship with fibrin fragments and vascular damage. Thromb Res 47:533–540

Frazier WA (1987) Thrombospondin: a modular adhesive glycoprotein of platelets and nucleated cells. J Cell Biol 105:625–632

Fritschi J, Christe M, Lämmle B, Marbet GA, Berger W, Duckert F (1984) Platelet aggregation, β-thromboglobulin and platelet factor 4 in diabetes mellitus and in patients with vasculopathy. Thromb Hameostas 52/3:236–239

Fristma G, Engelmann G, Yousuf M (1981) Control mechanisms in platelet activation. Am J Med Tech 47:813–817

George JN, Pickett EB, Saucerman S, McEver R, Kunicki TJ, Kieffer N, Newman PJ (1986) Platelet surface glycoproteins. Studies on resting and activated platelets and platelet membrane microparticles in normal subjects and observations in patients during adult respiratory distress syndrome and cardiac surgery. J Clin Invest 78:340–348

Guillausseau PJ, Dupuy E, Bryckaert MC, Timsit J, Chanson P, Tobelem G, Caen JP, Lubetzki J (1989) Platelet-derived growth factor (PDGF) in type 1 diabetes mellitus. Eur J Clin Invest 19:172–175

Halushka PV, Rogers RC, Loadholt CB, Colwell JA, Charleston SC (1981) Increased platelet thromboxane synthesis in diabetes mellitus. J Lab Clin Med 97:87–96

Hawiger J, Kloczewiak M, Timmons S (1985) Platelet Receptor Mechanisms for Adhesive Macromolecules, in: Oates JA, Hawiger J, Ross R (eds) Interaction of Platelets with the Vessel Wall. American Physiological Society, Bethesda, Maryland: 1–20

Jarrett RJ (1984) The epidemiology of coronary heart disease and related factors in the context of diabetes mellitus and impaired glucose tolerance. In: Jarrett RJ (ed). Elsevier, Amsterdam

Jarrett RJ, Keen H (1975) Die Epidemiologie des Diabetes. In: Handbuch der Inneren Medizin Bd 7, Teil 2A: Diabetes mellitus. Springer, Berlin, p 679–694

Johnston GI, Pickett EB, McEver RP, George JN (1987) Heterogeneity of platelet secretion in response to thrombin demonstrated by fluorescence flow cytometry. Blood 69:1401–1403

Landgraf-Leurs MMC, Ladik T, Smolka B, Bock T, Schramm W, Spannagl M, Landgraf R (1987) Increased thromboplastic potential in diabetes: A multifactorial phenomenon. Klin Wochenschr 65/13:600–606

Levin E, Loskutoff DG (1978) Comparative studies of the fibrinolytic activity of cultured vascular cells. Thromb Res 15:869–878

Localzo J, Melnick B, Hardin RI (1985) Interactions of platelet factor 4 and the glycosamino-glycanes. Arch Biochem Biophys 240:446–455

Lorenzi M, Cagliero E, Roy S, Roth T (1989) The diabetic milieu and endothelial cell replication. In: Molinatti GM, Bar RS, Belfiore F, Porta M (eds) Endothelial cell function in diabetic microangiopathy: Problems in methodology and clinical aspects. Karger, Basel, p 64–74

Lorenzi M, Cagliero E (1991) Pathobiology of endothelial and other vascular cells in diabetes mellitus. Diabetes 40:653–659

Maiello M, Boeri D, Bonadonna R, Odetti P, Sacarello A (1988) Platelet and Clotting Activities after Cold Stress in Diabetic Patients. Thromb Res 50:885–894

Marks HH, Krall LP (1971) Onset, course, prognosis and mortality in diabetes mellitus, in: Marble A, White P, Bradley RF, Krall LP (eds) Joslin's Diabetes Mellitus, 11th edn. Lea and Febiger, Philadelphia, p 209–254

Marshall M (1986) Ultrastructural findings on platelet depositions in initial atherogenesis. Wien Klin Wochenschr 98:212–214

Martin JF, Bath PM, Burr ML (1991) Influence of platelet size on outcome after myocardial infarction. Lancet 338:1409–1411

Martin JF, Booth RFG, Moncada S (1991) Arterial wall hypoxia following thrombosis of the vasa vasorum is an initial lesion in atherosclerosis. Eur J Clin Invest 21:355–359

McEver RP (1990) Properties of GMP-140, an inducible granule membrane protein of platelets and endothelium. Blood Cells 16:73–83

McEver RP (1992) Leukocyte Interactions Mediated by GMP140, in: Cochrane CG, Gimbrone MA (eds) Cellular and Molecular Mechanisms of Inflammation. Academic Press Inc, San Diego New York Boston Sydney Tokyo Toronto, p 15–29

Micossi P, Gallus G, Pozza G (1987) Excess Mortality in Diabetes, in: Andreani D, Crepaldi G (eds) Diabetic Complications. Early Diagnosis and Treatment. John Wiley & Sons Ltd, p 13–23

Mizuno K, Satomura K, Miyamoto A, Arakawa K, Shibuya T, Tsunenori A, Kurita A, Nakamura H, Ambrose J (1992) Angioscopic Evaluation of Coronary-Artery Thrombi in Acute Coronary Syndromes. New Engl J Med 326:287–291

Niiya K, Hodson E, Bader R, Byers-Ward V, Koziol JA, Plow EF, Ruggeri ZM (1987) Increased surface expression of the membrane glycoprotein IIb/IIIa complex induced by platelet activation. Relationship to the binding of fibrinogen and platelet aggregation. Blood 70:475–483

Nurden AT (1987) Platelet membrane glycoproteins and their clinical aspects, in: Verstraete M, Vermylen J, Lijnen R, Arnout J (eds) Thrombosis and Haemostasis. Leuven University Press, p 93–125

Ostermann H, van de Loo J (1986) Factors of the hemostatic system in diabetic patients – A survey of controlled studies. Haemostasis 16/6:386–416

Panzram G (1987) Mortality and survival in Type 2 (non-insulin dependent) diabetes mellitus. Diabetologia 30:123–131

Parker RI, Gralnick HR (1986) Identification of platelet glycoprotein IIb/IIIa as the major binding site for released platelet-von Willebrand factor. Blood 68:732–736

Pennington DG, Streatfield K (1975) Heterogeneity of Megakaryocytes and Platelets. Ser Haematol 8:22–47

Pirart J (1978) Diabetes mellitus and its degenerative complications: a prospective study of 4,400 patients observed between 1947 and 1973. Diabetes Care 1:168–188

Preston FE, Ward JD, Marcola BH, Porter NR, Timperley WR (1978) Elevated β-thromboglobulin levels and circulating platelet aggregates in diabetic microangiopathy. Lancet: 238–239

Rodgers GM, Shuman MA (1983) Prothrombin is activated on vascular endothelial cells by factor Xa and calcium. Proc Natl Acad Sci 80:7001–7005

Roy S, Gala R, Cagliero E, Lorenzi M (1990) Overexpression of fibronectin induced by diabetes of high glucose: phenomenon with a memory. Proc Natl Acad Sci 87:404–408

Ross R (1986) The pathogenesis of atherosclerosis – an update. N Engl J Med 314:488–498

Rösen P, Hohl C (1984) Prostaglandins and diabetes. Ann Clin Res 16:300–313

Rösen P, Hohl C, Tschöpe D, Körner A, Halfmann U, Berger M (1987) Thromboxane and 6-Oxo-PGF$_{1a}$ in the plasma of patients with diabetes type I and II. Prostaglandins in Clinical Research. Alan R Liss Inc 300:247–252

Rösen P, Tschöpe D, Kayser S, Kaufmann L (1989) Platelet activation and cyclo- and lipoxygenase-activities in diabetics type II. Prostaglandins in Clinical Research: Cardio-vascular System. Alan R Liss Inc: 359–363

Rösen P, Tschöpe D (1991) Chronische Hyperglykämie als Ursache endothelialer Dysfunktion im Diabetes. Berichte der ÖGKC 14:124–131

Sagel J, Colwell JA, Crook L, Laimins M (1975) Increased platelet aggregation in early diabetes mellitus. Ann Intern Med 82:733–738

Schafer AI (1985) The hypercoagulable States. Ann Int Med 102:814–828

Schmid-Schönbein H (1981) Physiologie und Pathophysiologie der Mikrozirkulation sowie Konsequenzen für deren pharmakologische Behandlung, in: Messmer K, Fagrell B (eds) Mikrozirkulation und arterielle Verschlußkrankheiten. Karger, Basel München Paris London New York Sydney, p 22–38

Schmitz G, Hankowitz J, Kavacs EM (1991) Cellular aspects of the antiatherogenic properties of Ca^{++}-channel blockers and their potential role in risk factor intervention. Atherosclerosis 88:109–132

Sevitt S (1986) Platelets and foam cells in the evolution of atherosclerosis. Atherosclerosis 61:107–115

Shattil SJ, Cunningham M, Hoxiw JA (1987) Detection of activated platelets in whole blood using activation-dependent monoclonal antibodies and flow cytometry. Blood 70:307–315

Singer DE, Moulton AW, Nathan DM (1989) Interaction of diabetes with other preinfarction risk factors. Diabetes 38:350–357

Sinzinger H (1986) Role of platelets in atherosclerosis. Sem Thromb Hemostas 12:124–133

Sixma J (1987) Platelet Adhesion in Health and Disease, in: Verstraete M, Vermylen J, Lijnen R, Arnout J (eds) Thrombosis Haemostasis. Leuven University Press: 127–146

Songer TJ, DeBerry K, LaPorte RE, Tuomilehto J (1992) International Comparisons of IDDM Mortality. Diab Care 15 Supplement 1:15–21

Sprafka JM, Burke GL, Folsom RA, McGovern PG, Hahn PL (1991) Trends in prevalence of diabetes mellitus in patients with myocardial infarction and effect of diabetes on survival. Diabetes Care 14:537–543

Stamler J (1987) Epidemiology, established major risk factors, and the primary prevention of coronary heart disease. In: Parmley W, Chatterjee K (eds) Cardiology. Lippincott JB, Philadelphia, p 1–41

Stout RW (1987) The endothelial cell in diabetes, in Belfiore F (ed) Front Diabetes. Karger, Basel, p 116–124

Thompson CB, Jakubowski JA, Quinn PG, Deykin D, Valeri CR (1983) Platelet size as determinant of platelet function. J Lab Clin Med 101:205–213

Tsibashi T, Tanaka K, Tanigushi Y (1981) Platelet aggregation and coagulation in the pathogenesis of diabetic retinopathy. Diabetes 20:601–606

Tschoepe D, Schwippert B, Schettler B, Kiesel U, Rothe H, Roesen P, Gries FA (1992) Increased GPIIB/IIIA Expression and Altered DNA-Ploidy Pattern in Megakaryocytes of Diabetic BB-Rats. Eur J Clin Invest 22:591–598

Tschöpe D, Esser J, Schwippert B, Rösen P, Kehrel B, Nieuwenhuis HK, Gries FA (1991) Large platelets circulate in an activated state in diabetes mellitus. Sem Thromb Haemostas 17:433–439

Tschöpe D, Langer E, Schauseil S, Rösen P, Kaufmann L, Gries FA (1989) Increased platelet volume – sign of impaired thrombopoiesis in diabetes mellitus. Klin Wochenschr 67:253–259

Tschöpe D, Ostermann H, Hübinger A, Ziegler D, Wiefels K, Gries FA (1990) Elevated platelet activation in type I diabetics with chronic complications under long term near normoglycemic control. Haemostasis 20:93–98

Tschöpe D, Rösen P, Gries FA (1989) Increased platelet function as risk factor for diabetic microangiopathy. In: Thromboembolic risk and dysbalance of haemostasis. Spannuth E, Pindur G, Wenzel E (eds). Schattauer, Stuttgart, p 1.22–1.30

Tschöpe D, Rösen P, Kaufmann L, Schauseil S, Kehrel B, Ostermann H, Gries FA (1990) Evidence for abnormal platelet glycoprotein expression in diabetes mellitus. Eur J Clin Invest 20:166–170

Tschöpe D, Spangenberg P, Esser J, Schwippert B, Kehrel B, Rösen P, Gries FA (1990) Flowcytometric detection of surface membrane alterations and concomitant changes in the cytoskeletal actin status of activated platelets. Cytometry 11:652–656

Tschoepe D, Rösen P, Schwippert B, Kehrel B, Schauseil S, Esser J, Gries FA (1990) Platelet Analysis Using Flowcytometric Procedures. Platelets 1/3:127–133

Tschoepe D, Schultheiß HP, Kolarov P, Nieuwenhuis HK, Danehl K, Strauer B, Gries FA (1993) Platelet Activation is predictive for an increased PTCA-risk. Circulation 88:1–6

Tschoepe D, Roesen P, Gries FA (1992) The Role of the Megakaryocyte-Platelet System for Diabetic Angiopathy: Is Metabolic Control Preventive Therapy Enough? Thromb Haemorr Disorders 6:1–8

Tuszynski GP, Rothman VL, Murphy A, Siegler K, Knudsen KA (1988) Thrombospondin promotes platelet aggregation. Blood 72:109–115

Ulvenstam G, Aberg A, Bergstrand R, Johansson S, Pennert K, Vedin A, Wilhelmsen L, Wilhelmsson C (1985) Long-term prognosis after myocardial infarction in men with diabetes. Diabetes 34:787–792

Voisin PJ, Rousselle D, Streiff F, Debry G, Stoltz JF, Drouin P (1983) Reduction of beta-thromboglobulin levels in diabetics controlled by artificial pancreas. Metabolism 32:138–141

West KM (1978) Epidemiology of Diabetes and its Vascular Lesions. Elsevier, New York, p 170

Wolff R, Plow EF, Ginsberg MH (1986) Interaction of thrombospondin with resting and stimulated human platelets. J Biol Chem 261:6840–6846

Zatz R, Brenner BM (1986) Pathogenesis of Diabetic Microangiopathy. Am J Med 80:443–453

Diskussion

Hasslacher:
Sie haben gezeigt, daß bei Diabetikern die Anzahl der aktivierten Thrombozyten deutlich erhöht war, aber mit einem großen Range. Haben Sie da weitere Untersuchungen gemacht? Wie hängt das mit der Stoffwechselkontrolle zusammen und haben Sie die untersuchten Diabetiker eingeteilt nach solchen mit Retinopathie, Makroangiopathie, Nephropathie? Aus dem Range allein kann ich für mich noch nicht den Schluß ziehen, daß das jetzt ein wichtiges pathogenetisches Prinzip ist. Immerhin gab es etliche Diabetiker, bei denen alles normal war, und etliche, bei denen es erhöht war.

Tschöpe:
Ich hatte auf einer Abbildung gezeigt, daß GMP 140 besonders dann als Marker trennte, wenn klinisch z. B. Mikroalbuminurie oder Retinopathie vorhanden war. Erstens ist es so, daß man die sog. Trennung, also die sichere Beurteilung für den Einzelpatienten mit einem einparametrischen Approach fast nicht machen kann, sondern verschiedene Marker kombinieren muß. Deswegen müssen wir diese Technologie für die Untersuchung des präthrombolischen Zustandes expandieren. Wir haben die Möglichkeit, das mit dem Computer zu tun. Über die Verrechnung der verschiedenen Marker bekommen wir eine Trennungslinie, die klar zeigt, 50% sind aktiviert, 50% sind nicht aktiviert. Zu Punkt 2: Es geht nicht darum ein pathophysiologisches Konzept aufzubauen, sondern die Idee ist, für den Patienten zu entscheiden, ob er von „antiplatelet agents" profitieren kann oder nicht. Wäre er nicht aktiviert, wäre es sinnlos, denn er kann nur Nebenwirkungen bekommen. Das ist die Strategie dahinter.

Hamm:
Wenn ich Sie richtig verstehe, müssen Sie eine Blutentnahme vornehmen für Ihre Messung. Und allein durch die Blutentnahme kommt es ja schon zu einer Thrombozytenaktivierung. Können Sie das ausschließen? Thrombozyten sind ja extrem empfindlich. Oder trifft das für Sie nicht zu?

Tschöpe:
Das können wir ausschließen. Es ist so, daß Sie natürlich recht haben, daß jede Blutentnahme den Aktivierungsprozeß anwirft, daß es aber darauf ankommt, wie Sie zeitkinetisch verhindern, daß diese Aktivierung in der Zeit, wo die Blutplättchen durch die Nadel in Ihr Medium kommen, dazu führt, daß das Antigen bereits in die Membran reingeht. Das sind Zeitprozesse, die man natürlich sehr genau vermessen muß und die wir auch sehr genau vermessen haben, die uns aber die Gewißheit geben, daß wir mit den Werten, mit denen wir arbeiten, den biologischen Background sehr gut kontrollieren und auch sehr trennscharf halten können.

Klinik der diabetischen Angiopathie

H. J. KRZYWANEK

Zusammenfassung. Die Klinik der *Makroangiopathie* des Diabetikers unterscheidet sich kaum von der des Stoffwechselgesunden. Die Manifestation von koronarer Herzkrankheit, Zerebralsklerose und peripherer arterieller Verschlußkrankheit ist eher vom Lebensalter abhängig als von der Diabetesdauer. Die Inzidenz tödlicher Myokardinfarkte bei Diabetikern ist um das 5fache gegenüber Nichtdiabetikern erhöht. Die Prävalenz des männlichen Geschlechts ist bei Diabetikern aufgehoben: Frauen erleiden ebenso häufig wie Männer Myokardinfarkte. Wegen der herabgesetzten Schmerzempfindung bei diabetischer Neuropathie verlaufen Herzinfarkte häufig stumm.

Die diabetesspezifische *Mikroangiopathie* manifestiert sich an den Augen (Retinopathie) und Nieren (Nephropathie). Das Ausmaß der Retinopathie korreliert eng mit der Diabetesdauer. Nach 20 Jahren Krankheitsdauer haben 80% der Diabetiker Augenhintergrundveränderungen. Die „proliferative" Retinopathie bevorzugt jüngere Typ-I-Diabetiker, ihre Progredienz kann durch eine normnahe Blutzuckereinstellung offenbar gebremst werden. 2% der Diabetiker erblinden.

Die diabetische Nephropathie kann frühzeitig an der Mikroalbuminurie erkannt werden. Nach 20- bis 30jähriger Diabetesdauer endet die diabetische Nephropathie in der Niereninsuffizienz. Die vielgestaltige Symptomatik des diabetischen Fußleidens („der diabetische Fuß") wird erklärt durch das gleichzeitige Vorkommen von Makro- und Mikroangiopathie, Neuropathie (mit sensorischer, motorischer und autonomer Denervierung), Osteoarthropathie und der allfälligen Abwehrschwäche des Diabetikers bei banalen Infekten. Der Diabetiker hat ein 50fach erhöhtes Risiko, eine Gangrän des Fußes zu erleiden. 70% der Beinamputierten sind Diabetiker.

Einleitung

Die Entdeckung der Insulinwirkung durch Frederick G. Banting und Charles H. Best im Jahr 1921 und die erste Anwendung von Insulin am Menschen 1922 waren bahnbrechende Ereignisse in der Diabetologie. Während in der Vorinsulinära die Hälfte der meist jugendlichen Diabetiker im ketoazidotischen Koma starben, liegt die Inzidenz heute bei weniger als 1% (Tabelle 1). Demgegenüber haben die Gefäßkomplikationen derart zugenommen, daß heute 3

Tabelle 1. Todesursachen von 34 500 Diabetikern in den Jahren 1898–1979 (Joslin Clinic, Boston, USA), Angaben in %. (Keen et al. 1979)

n	1898–1922	1923–1949	1950–1964	1965–1979
	1162	11 877	12 450	4290
Coma diabeticum	44,7	4,5	1,0	1,2
Gefäßkrankheiten	22,6	63,6	77,0	75,6
KHK	9,9	36,1	53,3	54,5

von 4 Diabetikern an ihrem Gefäßleiden sterben. Jeder 2. Diabetiker stirbt am Herzinfarkt, jeder 3. Typ-I-Diabetiker am Nierenversagen.

Es hat sich als zweckmäßig erwiesen, die wahrscheinlich unspezifischen Veränderungen an den großen Arterien auf dem Boden der Atherosklerose als *Makroangiopathie* den diabetesspezifischen Veränderungen der terminalen Strombahn (Arteriolen, Kapillaren, Venolen) im Sinne der *Mikroangiopathie* gegenüberzustellen.

Schließlich ist der „*diabetische Fuß*" gesondert zu betrachten. Das Fußleiden des Diabetikers ist das Resultat aus Makro- und Mikroangiopathie, Neuropathie, Osteoarthropathie und geminderter Infektresistenz:

Diabetische Angiopathien

Mikroangiopathie	Makroangiopathie
Retinopathie	Koronarsklerose
Glomerulosklerose	periphere Verschlußkrankheit
Kimmelstiel-Wilson	Zerebralsklerose
„Der diabetische Fuß"	

Makroangiopathie

Die Makroangiopathie des Diabetikers manifestiert sich an Koronar- und Zerebralarterien und an den peripheren Gefäßen als arterielle Verschlußkrankheit auf dem Boden atherosklerotischer Wandveränderungen. Aufgrund intensiver klinischer Forschung besteht Einigkeit darüber, daß die diabetische Makroangiopathie keine diabetesspezifische Erkrankung ist. Sie ist weit mehr vom Lebensalter abhängig als von der Diabetesdauer, oft tritt sie schon im Stadium des latenten Diabetes auf. Als Risikoprädiktoren für die Makroangiopathie beim Typ-II-Diabetiker wurden nach 5jähriger Beobachtung festgestellt (Schwabinger Studie):

- Lebensalter,   – systolische Hypertonie,
- Hypertriglyzeridämie,   – Diabetesdauer.

Koronare Herzkrankheit:
Wie eingangs erwähnt, sterben etwa 50% der Diabetiker an einem Herzinfarkt. Das für Nichtdiabetiker vorherrschende Überwiegen der Männer
hinsichtlich der koronaren Morbidität und Mortalität ist bei Zuckerkranken
aufgehoben. Diabetische Frauen erleiden gleich häufig oder häufiger einen
Infarkt als diabetische Männer.

Im Autopsiegut kommen tödliche Myokardinfarkte unabhängig von Alter
und Geschlecht bei Diabetikern 5mal so häufig vor wie bei Nichtdiabetikern.
Die Prognose ist beim Myokardinfarkt des Diabetikers schlechter als beim
Stoffwechselgesunden. Nur 37% der Diabetiker erleben die 5-Jahresgrenze
(Marks u. Krall 1971).

Der Herzinfarkt geht beim Diabetiker oft mit weniger schweren Allgemein-
symptomen einher, häufig verläuft er klinisch stumm. Ursache für dieses Phänomen ist wahrscheinlich die herabgesetzte Schmerzempfindlichkeit infolge
diabetischer Neuropathie. Ein bisher nicht bekannter Diabetes kann durch
einen Myokardinfarkt manifest werden.

Der Einfluß der Risikofaktoren Hypercholesterinämie, Rauchen und Hypertonie auf die kardiovaskuläre Mortalität wurde in einer groß angelegten
Studie an 5245 Diabetikern und 350 977 Nicht-Diabetikern im Alter zwischen
35 und 57 Jahren untresucht (MRFIT, „Multiple Risk Factor Intervention
Trial"). Die Probanden wurden 6 Jahre lang beobachtet. Die seit den Untersuchungen aus Framingham bekannte Exzeßmortalität beim Vorkommen von
Risikofaktoren wurde in beiden Kollektiven bestätigt. Die Mortalitätszahlen
für Diabetiker lagen durchweg auf einem höheren Niveau (Abb. 1).

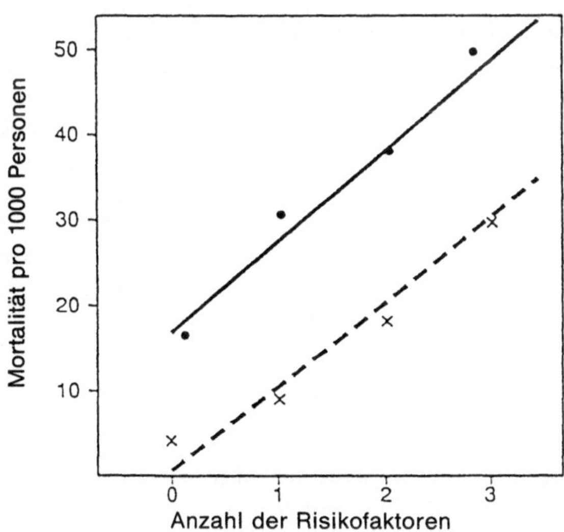

Abb. 1. MRFIT ("multiple risk factor intervention trial"): Einfluß der Risikofaktoren Hypercholesterinämie, diastolische Hypertonie und Rauchen auf die kardiovaskuläre Mortalität bei 5245 Diabetikern und 350 977 Stoffwechselgesunden im Alter von 35–37 Jahren.
Beobachtungszeit 6 Jahre. — Diabetiker, ⋯⋯ Stoffwechselgesunde. (Aus: Diabetes Care
1991)

Zerebrale Insulte:
Die Zerebralsklerose manifestiert sich meistens als apoplektischer Insult des alten Diabetikers mit langer Diabetesdauer. An den Folgen des Insults sterben doppelt soviele Diabetiker wie Stoffwechselgesunde. Die Gesamtmortalität beträgt 12% und betrifft Männer und Frauen in gleichem Maße (Entmacher et al. 1964).

Periphere arterielle Verschlußkrankheit (pAVK):
Atherosklerotische Veränderungen der Beinarterien treten beim Diabetiker oft früher auf als beim Stoffwechselgesunden. Typisch ist der bevorzugte Befall der distalen Strombahn. Während beim Nichtdiabetiker Verschlüsse der Bekkenstrombahn und der A. fem. superficialis (besonders im „Adduktorenkanal") am häufigsten sind, finden wir beim Diabetiker meistens eine Beteiligung der Unterschenkel- und Fußarterien.

Nicht selten sind bei tastbaren Fußpulsen ausschließlich die Fußarterien im Sinne einer diabetischen Mikroangiopathie betroffen. Dementsprechend schlecht sind beim Diabetiker die Chancen rekonstruktiver Maßnahmen (Bypassoperation, Dilatation).

Die Gangrän soll beim Diabetiker 20–50mal häufiger auftreten als bei gleich alten Stoffwechselgesunden (Bell 1957; Panzram 1984). Verschlüsse von 2 oder 3 Unterschenkelarterien wurden bei Diabetikern doppelt so häufig gefunden wie bei Gefäßkranken ohne Diabetes (Haimovici 1967).

Der für Stoffwechselgesunde charakteristische Geschlechtsunterschied hinsichtlich der Prävalenz der AVK fehlt bei Diabetikern, Frauen erkranken gleich häufig wie Männer. Es scheint auch keine Beziehung zum Schweregrad der Stoffwechselerkrankung zu bestehen, ebensowenig zur Dauer der Zuckerkrankheit. Makroangiopathien werden oft in der Frühphase des Diabetes, aber bei höherem Lebensalter gefunden. Eine besondere Form der Arteriopathie beim Diabetiker ist die sog. Mönckeberg-Mediasklerose. Bei dieser Erkrankung sind die Gefäßrohre derart starr, daß sie bei der Druckmessung mit der Dopplersonde durch die angelegte Blutdruckmanschette nicht komprimierbar sind. Dadurch werden z. B. an der Knöchelarterie falsch hohe Drucke gemessen (z. B. 300 mmHg). Die sonst zur Abschätzung des Schweregrads einer arteriellen Durchblutungsstörung außerordentlich wertvolle Methode wird auf diese Weise unbrauchbar.

Mikroangiopathie

Die für den Diabetes charakteristischen Gefäßveränderungen finden sich in der terminalen Strombahn. Die Mikroangiopathie ist als ein generalisierter Gefäßprozeß aufzufassen, der grundsätzlich alle Organe einbeziehen kann. Klinisch sind am folgenschwersten der Befall der Kapillargebiete von Netzhaut und Glomerula und die Mikroangiopathie der Füße. Gemeinsame strukturelle Merkmale der diabetischen Mikroangiopathie sind Verdickungen der Basalmembran, die subendotheliale Ablagerung hyaliner Massen, Verschwinden der Perizyten, Proliferation des Endothels und schließlich Kapillarverschlüsse, die zu Gewebeuntergang und zugleich zur Neusprossung von Gefäßen führen. Am besten sind diese Veränderungen am Auge zu beobachten.

Retinopathie:
Die frühesten Augenhintergrundveränderungen der sog. *nichtproliferativen* Retinopathie sind mit Hilfe der Fluoreszenzangiographie darstellbar. Man findet eine verstärkte Zeichnung der für den Farbstoff durchlässigen Kapillaren, daneben avaskuläre Zonen, an deren Rand sich Mikroaneurysmen entwickeln. Letztere sind typisch für das Frühstadium der diabetischen Retinopathie. Vielfach lassen sich auch Netzhautblutungen, intraretinale Exsudate und dilatierte Venen feststellen:

Nichtproliferativ	Proliferativ
Kapillarverschlüsse	Gefäßneubildungen
Mikroaneurysmen	Glaskörperblutungen
Venopathie	und -fibrose
harte Exsudate	Netzhautablösung
Netzhautblutungen	Sekundärglaukom
Makulaödem	

Die Häufigkeit der nicht-proliferativen Retinopathie beträgt 80–90% nach 20 Diabetesjahren und betrifft Typ-I- und Typ-II-Diabetiker gleichermaßen. Ca. 10% der Typ-II-Diabetiker haben bereits bei Diagnosestellung Augenhindergrundsveränderungen.

Der Schweregrad der Retinopathie ist streng mit der Diabetesdauer korreliert.

Sobald die aussprossenden Gefäße das Niveau der Netzhaut verlassen und in Richtung Glaskörper vorwachsen, ist das Stadium der *proliferativen* Retinopathie erreicht. Jetzt wird das Augeninnere in den Krankheitsprozeß einbezogen bis zur völligen Zerstörung des Auges, d. h. Erblindung.

Neben proliferierenden und fibrosierenden Gefäßen werden im Verlauf der Erkrankung Gefäßrupturen mit rezidivierenden Einblutungen, Abhebung des Glaskörpers, durch Narbenzug entstehende Netzhautablösung (Traktionsablatio) beobachtet, die Rubeosis iridis mit Sekundärglaukom kann sich einstellen.

Die proliferative Retinopathie bevorzugt Jugendliche und Patienten mittleren Alters nach etwa 10 Jahren Erkrankungsdauer. Die Prävalenz steigt beim Typ-I-Diabetiker nach dem 10. Erkrankungsjahr steil an und erreicht nach 25 Jahren Diabetes 50%. Es besteht heue weitestgehend Konsens darüber, daß eine möglichst normnahe Blutzuckereinstellung die Entwicklung der Retinopathie zwar nicht verhindern, deren Progredienz aber deutlich verlangsamen kann.

Der Diabetes führt am häufigsten von allen Systemerkrankungen zur Erblindung; 19 von 1000 Diabetikern erblinden an den Folgen einer Retinopathie, das Risiko ist zehnfach, verglichen mit der Normalbevölkerung. Bei manifester Retinopathie ist die jährliche Erblindungsrate 6/1000. Es ist unklar, warum einzelne Diabetiker von der Erkrankung verschont bleiben (Wessing 1971).

Nephropathie:
Die Mikroangiopathie der Nieren manifestiert sich in typischer Weise als Glomerulosklerose Kimmelstiel-Wilson. Charakteristisch ist die Verbreiterung des Mesangiums und der Basalmembran der Glomerula mit Ablagerung hyaliner Massen, entweder diffus oder in Form von Noduli. Die noduläre Form der Glomerulosklerose wird als diabetesspezifisch angesehen.

Klinisch ist das Frühstadium der diabetischen Nephropathie als Hyperperfusion charakterisiert. Es ist gekennzeichnet durch eine erhöhte glomeruläre Filtrationsrate und einen gesteigerten renalen Plasmafluß (Tabelle 2).

Nach 2jähriger Diabetesdauer können erste morphologische Veränderungen erkennbar werden. Nach 10–15 Jahren wird eine Mikroalbuminurie als Frühsymptom der beginnenden Nephropathie nachweisbar, 40% der Patienten haben in diesem Stadium eine Hypertonie.

Nach 15–20 Erkrankungsjahren ist histologisch die Glomerulosklerose festzustellen. In diesem Stadium sind glomeruläre Filtrationsrate und renaler Plasmafluß bereits deutlich reduziert, es besteht eine Proteinurie über 0,5 g/24 h, ⅔ der Patienten sind hyperton.

Nach 25- bis 30jähriger Diabetesdauer ist das Stadium der Niereninsuffizienz erreicht, die Glomerula sind weitgehend verödet, 95% der Patienten sind Hypertoniker, die Proteinurie ist rückläufig.

Die kumulative Inzidenz der diabetischen Nephropathie bei jugendlichen Typ-I-Diabetikern betrug nach 40 Erkrankungsjahren fast 50% (Andersen et al. 1983). Gemessen an einer persistierenden Proteinurie liegt das Maximum

Tabelle 2. Stadien der diabetischen Nephropathie, *DD* Diabetesdauer (Jahre), *GFR* glomeruläre Filtrationsrate, *RPF* renaler Plasmafluß, *RR* Blutdruck, *Alb.* Eiweißausscheidung im Harn, ↑ erhöht, gesteigert, *N* normal, ↓ herabgesetzt. (Mogensen u. Christensen 1984)

Stadium		DD	GFR	RPF	RR	Alb.
I	Hyperfunktion	0–2	↑↑	N/↑	N	±
II	Morphologische Veränderungen	2–50	↑	N/↑	N	±
III	Beginnende Nephropathie	10–15	N/↑	N/↓	↑ 40%	Mikro-albuminurie
IV	Nephropathie Glomerulosklerose	15–20	↓	↓	↑ 65%	Proteinurie > 0,5 g/d
V	Niereninsuffizienz Hyalinose	25–30	↓↓	↓↓	↑ 95%	Proteinurie rückläufig

bei Männern und Frauen bei 15–20 Diabetesjahren (Borch-Johnsen et al. 1985). Diabetiker, die 30 Krankheitsjahre ohne Proteinurie überlebten, haben ein geringes Erkrankungsrisiko für eine Nephropathie.

Beim Typ-II-Diabetiker ist die kumulative Prävalenz der Nephropathie nach 25 Diabetesjahren 70% (Hasslacher et al. 1985) mit einem Maximum nach 12- bis 20jähriger Erkrankungsdauer.

Begrenzte Erfahrungen mit Transplantationen von Diabetikernieren auf Stoffwechselgesunde haben gezeigt, daß die beginnende Mikroangiopathie im euglykämischen Milieu rückbildungsfähig ist.

Es bleibt zu erwähnen, daß die renale Angiopathie des Diabetikers häufig durch Pyelonephritiden, unter Umständen mit Papillennekrose, kompliziert ist.

Der diabetische Fuß:
Im Vergleich zum Stoffwechselgesunden hat der Diabetiker ein 50fach erhöhtes Risiko, eine Gangrän des Fußes zu erleiden; 70% aller Patienten, die sich einer Amputation unterziehen müssen, sind Diabetiker. Jeder 10. Diabetiker muß im Laufe seines Lebens amputiert werden. Diese Zahlen beleuchten die außerordentliche soziale und ökonomische Bedeutung des diabetischen Fußleidens.

Die Pathogenese des diabetischen Fußes ist multifaktoriell und dementsprechend das klinische Bild sehr variabel. Außer durch Makro- und Mikroangiopathie wird das Bild des diabetischen Fußes entscheidend durch die Neuropathie und die allgemein erhöhte Infektanfälligkeit des Diabetikers geprägt. Dementsprechend ergeben sich für den einzelnen Patienten individuell angepaßte Therapieansätze.

Die periphere arterielle Verschlußkrankheit tritt nach den Ergebnissen der Baseler Studie (Widmer et al. 1981) bei Diabetikern 5mal so häufig auf wie bei Stoffwechselgesunden. Bei Typ-II-Diabetikern betrug die Prävalenz für die pAVK 28% (Stiegler et al. 1988).

Die Besonderheiten der pAVK des Diabetikers wurden bereits erwähnt: kein Überwiegen des männlichen Geschlechts, meist peripherer Verschlußtyp, Bedeutung der prädiabetischen Phase für die Entstehung der Gefäßveränderungen. Diabetesspezifisch soll die Beteiligung der A. profunda femoris am Verschlußgeschehen sein. In letzter Zeit wird die Bedeutung der vor Manifestation der Zuckerkrankheit mitunter jahrelang bestehenden Hyperinsulinämie als pathogenetischer Faktor beim Typ-II-Diabetiker diskutiert.

Die Mikroangiopathie betrifft nicht nur Augen und Nieren des Diabetikers, sie ist mit geeigneten Methoden (Vitalmikroskopie, Fluoreszenzangiographie) auch im Kapillargebiet des Fußes nachzuweisen. Erhöhte Blutviskosität und Hyperkoagulabilität (hohes Fibrinogen, gesteigerte Thrombozytenaktivierung) führen zur Beeinträchtigung der Mikrozirkulation. Im Verein mit den morphologischen Veränderungen kommt es zu Kapillarverschlüssen und Gewebsuntergang. Als typische Läsion der Mikroangiopathie wird die blasenartige Abhebung der oberflächlichen Epidermisschicht („diabetische Blase") angesehen, die eintrocknet und zur Nekrose wird.

Ganz erhebliche Bedeutung kommt in der Pathogenese des diabetischen Fußes der diabetischen Neuropathie zu. Man spricht auch vom „neuropathischen" Fuß des Diabetikers.

Nach 15jähriger Diabetesdauer ist bei der Hälfte aller Diabetiker eine Polyneuropathie nachweisbar. Störungen im sensorischen Bereich beeinträchtigen die Schmerz- und Temperaturempfindung. So entstehen schmerzlos Gewebsnekrosen, wenn der Diabetiker z. B. nicht merkt, daß ihn der neue Schuh drückt oder die Wärmflasche zu heiß ist.

Wenn die motorische Innervation gestört ist, funktioniert das Spiel zwischen Flexoren und Extensoren des Fußes nicht mehr. Die Folgen sind Muskelatrophien, Störungen der Fußstatik und Deformierungen des Fußgewölbes. An unphysiologischen Belastungszonen entwickeln sich Hyperkeratosen, aus denen das für den Diabetiker typische Malum perforans pedis entsteht.

Die gleichfalls neuropathisch ausgelöste Osteoarthropathie verursacht Osteoporose bis hin zu Gelenkdestruktionen, Dislokationen und völliger Auflösung von Phalangen ohne Infektion.

Die autonome Neuropathie ist durch eine sympathische Denervation gekennzeichnet. Wir finden eine Vasodilatation (Rubeosis plantarum) und eine herabgesetzte Schweißsekretion. Dadurch wird die Haut des Fußes trocken und rissig, es entstehen Rhagaden und trophische Störungen, besonders an den Nägeln. Rhagaden können ebenso wie die feuchten Interdigitalfissuren bei Mykosen Eintrittspforte für Bakterien sein. Hieraus kann sich bei schlechter Resistenzlage eine Vorfußphlegmone entwickeln, die beim Versagen der konservativen Therapie zum Verlust des Fußes führen kann.

Zusammenfassung

Das diabetische Koma hat dank der Entwicklung der Medizin in den vergangenen 70 Jahren seinen Schrecken verloren. Heute darf kein Diabetiker im ketoazidotischen Koma sterben, sofern er rechtzeitig in klinische Behandlung kommt. Demgegenüber ist das Problem der diabetischen Angiopathien weitgehend ungelöst. Der Diabetiker ist durch das sich im Verlauf seiner Krankheit entwickelnde Gefäßleiden in seiner Lebensqualität stark beeinträchtigt und quoad vitam bedroht. Er entwickelt eine vorzeitige Koronarsklerose. Der unerkannte – weil infolge der diabetischen Neuropathie schmerzlose – Myokardinfarkt kann sein Leben beenden. Die Retinopathie kann von der Visusverschlechterung bis zum Verlust des Augenlichts führen. Die Glomerulosklerose endet in der Niereninsuffizienz, die ohne Nierenersatztherapie (künstliche Niere) tödlich ist. Zuvor wird sich noch die periphere Angiopathie einstellen, die mit Mikroangiopathie und Neuropathie die Probleme des diabetischen Fußes nach sich zieht.

Der Diabetiker braucht daher Zeit seines Lebens eine besonders intensive ärztliche Betreuung, deren Hauptanliegen die möglichst normnahe Blutzuckereinstellung sein sollte. Wichtig ist die frühzeitige Erkennung der sich entwikkelnden Angiopathien und – wenn möglich – die Einleitung von Maßnahmen zur Verlangsamung der Progredienz des Gefäßleidens, wie z. B. die Ausschaltung von Risikofaktoren, die Hypertoniebehandlung oder die Verordnung von ASS bei der peripheren Verschlußkrankheit.

Literatur

Andersen AR, Sandahl Christiansen J, Andersen JK, Kreiner S, Deckert T (1983) Diabetic nephropathy in type 1 (insulin dependent) diabetes: An epidemiological study. Diabetologia 25:496–501

Bell EF (1957) Arteriosclerotic gangrene of the lower extremities in diabetic and non-diabetic persons. Am J Clin Path 28:27

Borch-Johnsen K, Andersen PK, Deckert T (1985) The effect of proteinuria on relative mortality in type 1 (insulin-dependent) diabetes mellitus. Diabetologia 28:590–596

Entmacher PS, Root HF, Marks HH (1964) Longevity of diabetics in recent years. Diabetes 13:373–377

Haimovici H (1967) Patterns of arteriosclerotic lesions of the lower extremity. Arch Surg 95:918–933

Hasslacher C, Wolfrum M, Rall C, Stech G, Ritz E, Wahl P (1985) Nephropathie bei Typ II-Diabetikern. Akt Endokr Stoffw 6:88 (Abstr)

Hasslacher C, Stech W, Wahl P, Ritz E (1985) Blood pressure and metabolic control as risk factors for nephropathy in type 1 (insulin-dependent) diabetes. Diabetologia 28:6–11

Keen H, Jarrett RJ, Alberti KGMM (1979) Diabetes mellitus: A new look at diagnostic criteria. Diabetologia 16:283–285

Marks HH, Krall LP (1971) Onset, course, prognosis and mortality in diabetes mellitus, in: Marble A, White P, Bradley RF, Krall LP (Hrsg) Joslin's Diabetes mellitus. Lea & Febiger, Philadelphia

Mogensen CE, Christensen CK (1984) Predicting diabetic nephropathy in insulin-dependent patients. N Engl J Med 311:89–93

Panzram G, Zabel-Langhennig R (1984) Diabetes mellitus: bedingte Gesundheit oder schicksalhafte Erkrankung? Med Klin 79:282–289

Stiegler H, Frey S, Standl E (1988) Diagnostische und therapeutische Überlegungen beim „diabetischen Fuß". Med Klin 83:263–269

Wessing A (1974) Augenkrankheiten bei Diabetes mellitus, in: Mehnert H, Schöffling K (Hrsg) Diabetologie in Klinik und Praxis. Thieme, Stuttgart

Widmer LK, Stähelin HB, Nissen C, Silva A da (1981) Venen-, Arterien-Krankheiten, koronare Herzkrankheit bei Berufstätigen. Baseler Studie I–III. Huber, Bern Stuttgart Wien, S 193

Diskussion

Tschöpe:
Was tun Sie, um Patienten in ihrer Ambulanz oder auf Ihrer Station hinsichtlich ihres Risikoprofils zu charakterisieren, und welche therapeutische Schlußfolgerungen ziehen Sie, z. B. bei erhöhtem Fibrinogen oder hoher Thrombozytenaggregation?

Krzywanek:
Ich denke, daß man die Allgemeinrisikofaktoren analysieren muß. Man kann natürlich das Fibrinogen messen. Aber man kann das hohe Fibrinogen nicht

auf Dauer medikamentös beeinflussen. Ich würde auch auf aufwendige Funktionstests an den Thrombozyten für die allgemeine Praxis oder das allgemeine Krankenhaus verzichten und geeignete thrombozytenfunktionshemmende Maßnahmen ergreifen.

Schöndorf:

Sind Studien bekannt, die mit niedriger ASS-Dosis einen Effekt zeigen? Die meisten Studien sind mit 325 mg durchgeführt worden.

Krzywanek:

Das gibt es bei der koronaren Herzkrankheit, 100 mg hat sich als mittlere Dosis etabliert. Bei der Zerebralsklerose oder bei der peripheren Verschlußkrankheit gibt es für die Wirksamkeit der niedrigen Dosis bislang keine beweisenden Studien.

Neue Aspekte zur Pathogenese und Diagnostik der instabilen Angina pectoris

C. W. HAMM

Zusammenfassung. Mit instabiler Angina pectoris wird eine eigenständige Phase der koronaren Herzerkrankung bezeichnet, die an der Schwelle zum akuten Myokardinfarkt steht. Durch Messung von Urinmetaboliten des Thromboxan A_2 gelang es nachzuweisen, daß eine Thrombozytenaktivierung mit nachfolgender intrakoronarer Thrombusbildung eine wesentliche pathogenetische Rolle bei diesem Krankheitsbild spielt. Bestätigt fand sich die Bedeutung der Blutplättchen durch den günstigen Einfluß von Azetylsalizylsäure auf die Prognose dieser Patienten. Pathohistologisch dokumentierte Mikroinfarkte bei Patienten mit instabiler Angina entzogen sich bisher der üblichen Labordiagnostik. Troponin T ist ein Regulatorprotein des kontraktilen Apparates und kann normalerweise nicht im Blut nachgewiesen werden. Mit einem neu eingeführten hochspezifischen Assay für kardiales Troponin T ließ sich bei 39% der Patienten mit therapierefraktärer instabiler Angina pectoris ein Myokardzellschaden feststellen. Dieser Befund war mit einem höheren Komplikationsrisiko während des stationären Krankenhausaufenthaltes verbunden. Ein Schnelltest für Troponin T könnte ein wichtiges Hilfsmittel zur Risikostratifizierung für Patienten mit instabiler Angina darstellen.

Einleitung

Die koronare Herzerkrankung steht an oberster Stelle der Todesursachen-Statistik in den westlichen Industrieländern. In den meisten Fällen wird die Erkrankung erst durch einen akuten Myokardinfarkt festgestellt. Das Eintreten eines Herzinfarktes ist jedoch selten so schicksalshaft wie allgemein angenommen. Typischerweise kündigt sich ein Herzinfarkt Tage oder Wochen vorher an (Harper et al. 1979). Gewöhnlich treten zuvor linksthorakale Beschwerden auf, die nicht immer als Angina pectoris verstanden werden. Diese Signale sind jedoch einer eigenständigen Phase der koronaren Herzerkrankung zuzuordnen, die als instabile Angina pectoris bezeichnet wird (Braunwald 1989; Abb. 1). Zum Teil synonym gebraucht werden Begriffe wie Crescendoangina, Intermediärsyndrom oder Präinfarktangina, die auf die schlechte Prognose dieser Patienten verweisen. Die Infarktrate von Patienten mit instabiler Angina während konservativer stationärer Behandlung beträgt 8–15%, und die 1-Jahres-Mortalität erreicht annähernd 20% (Gazes et al. 1973; Fulton et al. 1972; Heng et al. 1976; Nellessen et al. 1986). Um das Risiko der Patienten in

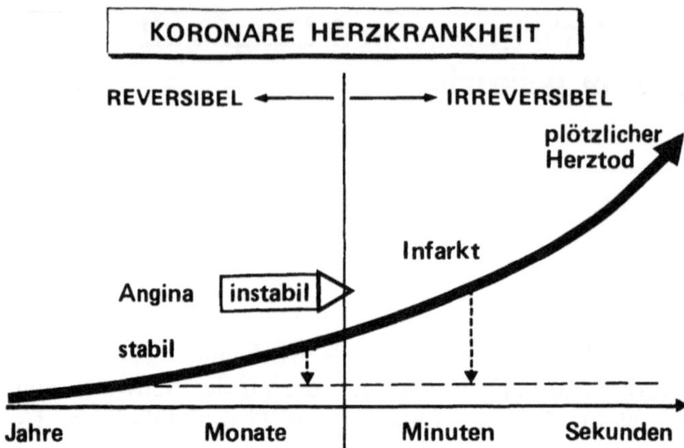

Abb. 1. Die instabile Angina an der Schwelle zum akuten Myokardinfarkt. (Mod. nach Hamm et al. 1989)

dieser kritischen Phase zu mindern, ist es erforderlich, die pathogenetischen Hintergründe aufzuklären und Faktoren zu erarbeiten, die mit einer schlechten Prognose verbunden sind. In dieser Hinsicht konnten in den letzten Jahren erhebliche Fortschritte erzielt werden.

Pathogenese der instabilen Angina pectoris

Als Ursache der instabilen Angina pectoris werden 3 pathogenetische Mechanismen diskutiert: eine rasche Progression der Koronarsklerose (Moise et al. 1983), Koronarspasmen (Maseri et al. 1977) und eine intrakoronare Thrombusbildung (Feldmann 1987). Diese gut dokumentierten Mechanismen schließen sich nicht zwangsläufig aus, sondern haben im Einzelfall wahrscheinlich nur eine unterschiedlich starke Gewichtung (Fuster et al. 1992; Hamm et al. 1989). Neuere Befunde zeigen allerdings, daß bei der Mehrzahl der Patienten mit therapierefraktärer Angina pectoris eine intrakoronare Thrombusbildung als wesentlicher pathogenetischer Mechanismus im Vordergrund steht (Hamm et al. 1987).

Initial führt die Ruptur eines atherosklerotischen Plaques zur Freilegung thrombogener Oberflächen und aktiviert dadurch lokal Blutplättchen und die plasmatische Gerinnung (Hamm et al. 1990; Kruskal et al. 1987). Durch die Aggregation aktivierter Thrombozyten entsteht ein zuerst labiler Plättchenthrombus. Nur nach starker Stimulation wird aus dem labilen Plättchenthrombus ein sekundärer Thrombus, bei dem die Blutplättchen durch ein Fibrinnetz fest verbunden werden. Diese Befunde wurden pathohistologisch durch den Nachweis frischer Plättchenaggregate bestätigt (Davies et al. 1986; Falk 1985). Auch angiographisch konnten bei Patienten mit instabiler Angina pectoris Befunde einer intrakoronaren Thrombusbildung dokumentiert werden (Hamm et al. 1987 a; Holmes et al. 1981; Mandelkorn et al. 1986; Vetrovec et al. 1981; Zack et al. 1984).

Die Plättchenaktivierung bei der instabilen Angina pectoris ist lokal begrenzt und läßt sich im peripheren Blut nicht nachweisen (Terres et al. 1988). Durch die Aktivierung wird jedoch die Synthese und Freisetzung verschiedener Substanzen in das zirkulierende Blut stimuliert. Aus pathophysiologischem und diagnostischem Interesse wurden Nachweismethoden entwickelt, z. B. Thromboxan A_2, Serotonin, Thromboglobulin, Plättchenfaktor 4 bzw. deren Metaboliten zu messen (Hamm et al. 1990). Die meisten dieser Bestimmungen sind jedoch methodisch angreifbar, da es allein durch die Punktion für die Blutentnahme zu einer Thrombozytenaktivierung kommt (FitzGerald et al. 1983). Diese methodischen Einschränkungen treffen allerdings nicht auf die stabilen Urinmetaboliten zu (Fischer et al. 1986). Durch Messung erhöhter Konzentration des Urinmetaboliten des Thromboxan A_2 (2,3-dinor-Thromboxan B_2) konnte gezeigt werden, daß bei der Mehrzahl der Patienten mit therapierefraktärer instabiler Angina pectoris eine Thrombozytenaktivierung vorliegt (Abb. 2; FitzGerald et al. 1986; Hamm et al. 1987). Gleichzeitig war

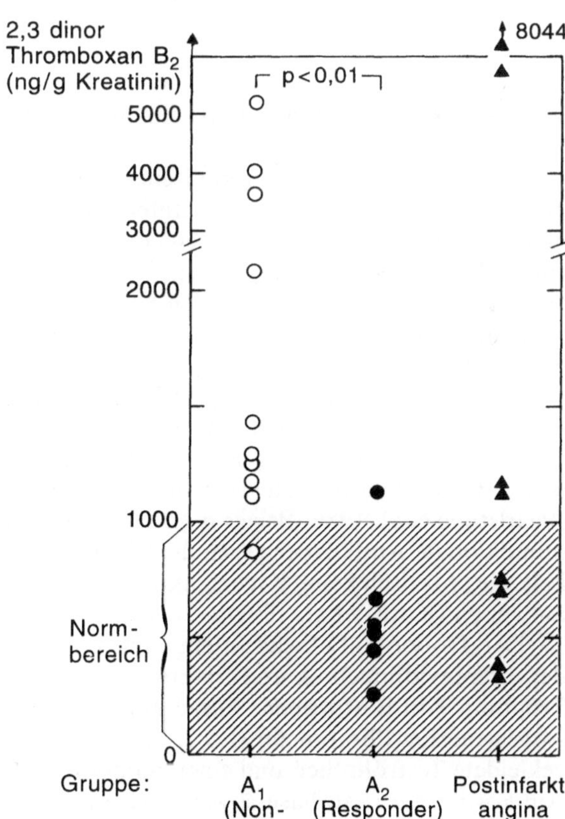

Abb. 2. Ausscheidung des wichtigsten Urinmetaboliten des Thromboxan A_2 (2,3 dinor Thromboxan B_2) bei Patienten mit instabiler Angina pectoris als biochemischer Nachweis einer Thrombozytenaktivierung. Nach klinischer Stabilisierung der Patienten Rückkehr der Metabolitenausscheidung in den Referenzbereich. (Nach Hamm et al. 1987)

die Konzentration der Abbauprodukte des natürlichen Antagonisten Prosta-
zyklin aus dem Gefäßendothel (2,3-dinor-6-keto-Prostaglandin $F_{1\alpha}$) im Normbereich (Hamm et al. 1987). Die zentrale Rolle der Thrombozytenaktivierung
in der Pathogenese der instabilen Angina fand sich bestätigt durch die Verbesserung der Prognose dieser Patienten unter der Behandlung mit Azetylsalizylsäure, die die Thromboxansynthese in den Blutplättchen irreversibel hemmt
(Cairns et al. 1985; Lewis et al. 1983; Theroux et al. 1988).

Die Messung von Urinmetaboliten des Thromboxan A_2 im Urin ist durch
den Einsatz von kombinierter Gaschromatographie/Massenspektrometrie la-
bortechnisch sehr aufwendig. Die differentialdiagnostische Bedeutung der
Meßwerte ist zudem gering, da erhöhte Thromboxanspiegel bei verschiedenen
akuten Krankheitsbildern gefunden werden (Lorenz et al. 1990). Darüber hinaus erübrigt sich eine Messung bei einem Großteil der Patienten, da der Zy-
klooxygenasehemmer Azetylsalizylsäure heute zur Standardtherapie der koronaren Herzerkrankung zählt und dadurch kaum noch Thromboxan mehr
nachweisbar wird (Hamm et al. 1988). Die Bestimmung von Thromboxanme-
taboliten im Urin hat deshalb dazu beigetragen, die pathogenetischen Mechanismen bei der instabilen Angina pectoris aufzuklären. Für einen routinemäßi-
gen, diagnostischen Einsatz ist dieser Parameter allerdings ungeeignet.

Zirkulierendes Troponin T bei instabiler Angina pectoris

Bei Patienten, die mit dem klinischen Bild einer instabilen Angina pectoris
plötzlich verstorben waren, konnten pathohistologisch Mikroinfarkte im
Herzmuskel nachgewiesen werden (Falk 1985; Davies et al. 1986). Dieser geringe Myokardzellschaden entzieht sich in der Regel aber den üblichen labor-
chemischen Methoden. Nur selten konnte im Serum eine erhöhte Kreatinki-
nase bzw. Kreatinkinase-MB-Aktivität nachgewiesen werden (Armstrong
et al. 1982; White et al. 1985). Eine höhere Sensitivität und Spezifität wird
erzielt durch die Bestimmung von Proteinen des kontraktilen Apparates, die
gewöhnlich nicht im Blut zu finden sind (Katus u. Kübler 1990). Im Herzmuskel liegen verschiedene Isoformen der kontraktilen Proteine Myosin und Aktin
sowie der Regulatorproteine Tropomyosin und dem Troponinkomplex vor
(Pearlstone et al. 1986; Briggs u. Schachat 1989). Kürzlich wurden spezifische
monoklonale Antikörper gegen die kardiale Isoform von Troponin T entwikkelt, die praktisch keine Kreuzreaktivität zu den Isoformen des Skelettmuskels
aufweisen (Katus et al. 1992).

Der Troponin-T-Assay ist ein enzymimmunologischer Test basierend auf
der Streptavidintechnik und erlaubt innerhalb von 2 h serielle Messungen von
Troponin T in Blutproben. Ausgeführt wird der Test auf einem mikroprozes-
sorgesteuerten Photometer (ES 22 Boehringer) und benötigt streptavidinaus-
gekleidete Teströhrchen und einen monoklonalen, biotinylierten Troponin-T-
Antikörper als Festphase sowie einen monoklonalen, peroxidasemarkierten
Antikörper gegen humanes, kardiospezifisches Troponin T als lösliche Phase.

Die Konzentration wird photometrisch über eine Peroxidasereaktion gemessen. Die Nachweisgrenze liegt derzeit bei 0,20 µg/l (Gerhardt et al. 1991).

Die analytische Sensitivität und Spezifität des Troponin-T-Assays zum Nachweis einer myokardialen Zellschädigung wurde in einer multicentrischen Studie beschrieben (Gerhardt et al. 1991). Katus et al. (1991) demonstrierten die diagnostische Wertigkeit von Troponin-T-Messungen beim akuten Myokardinfarkt und beschrieben die Freisetzungskinetik (Katus et al. 1991 a). Danach liegt Troponin T offensichtlich überwiegend zellulär gebunden und nur zu einem geringen Teil als freier zytoplasmatischer Anteil vor (Katus et al. 1991 a).

Die hohe Sensitivität und Spezifität zum Nachweis eines myokardialen Zellschadens wurde kürzlich auch in einer Untersuchung bei Patienten mit instabiler Angina pectoris bestätigt (Hamm et al. 1992). Dabei erwies sich Troponin T der Serumkreatinkinase-MB-Aktivität überlegen. Bei Patienten mit subakuter oder akzelerierter Angina pectoris fand sich weder Troponin T noch Kreatinkinase-MB-Aktivität erhöht. Dagegen konnte zirkulierendes Troponin T bei 39% der Patienten mit persistierender Ruheangina während 8stündiger Meßintervalle über 2 Tage nach Krankenhausaufnahme gefunden werden. Die Kreatinkinase-MB-Aktivität war nur bei 3% der Patienten erhöht (Abb. 3). Dieser Nachweis einer Myokardzellschädigung bedeutete zugleich ein erhöhtes kardiales Komplikationsrisiko für diese Patienten; 10 von 11 Infarkten während des Krankenhausaufenthaltes traten bei Patienten mit zirkulierendem Troponin T auf. Wenn kein Troponin T gemessen werden konnte, blieb der weitere Verlauf bei 50 von 51 Patienten ohne ernsthaftes Ereignis. Demnach lag der Vorhersagewert für einen komplizierten stationären Verlauf bei einem positiven Test bei 30%. War das Testergebnis negativ, d. h. Troponin

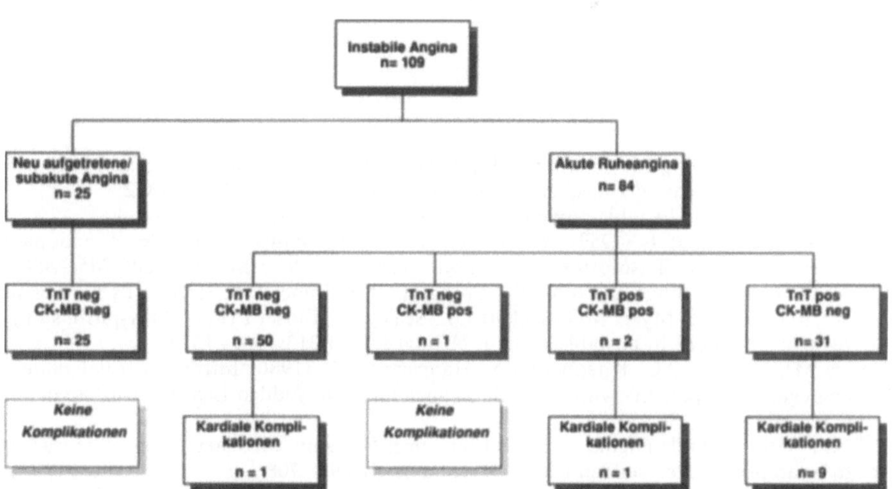

Abb. 3. Nachweis einer Myokardzellschädigung bei 109 Patienten mit instabiler Angina pectoris. Bei 39% der Patienten war Troponin T nachweisbar, die CK-MB-Aktivität war nur bei 3% der Patienten erhöht

T konnte nicht gefunden werden, betrug die Wahrscheinlichkeit für einen günstigen Verlauf 98%. Basierend auf diesen Daten konnte die Schlußfolgerung gezogen werden, daß der sensitivere Nachweis eines Myokardzellschadens mittels Troponin T erstmals erlaubt, das weitere Risiko für Patienten mit instabiler Angina abzuschätzen.

Schlußfolgerung und Ausblick

Die intrakoronare Thrombusbildung gilt als wesentlicher pathogenetischer Faktor für die Entstehung eines akuten Myokardinfarktes. Der biochemische Nachweis einer Thrombozytenaktivierung bei der therapierefraktären instabilen Angina pectoris dokumentiert, daß die Thrombusbildung in den Koronararterien als wichtiger pathogenetischer Mechanismus auch für diese Phase der koronaren Herzerkrankung anzusehen ist. Darüber hinaus gelang es jetzt mittels Messung von zirkulierenden Troponin T Mikrozellnekrosen nachzuweisen, die sich bisher der Labordiagnostik entzogen. Der Nachweis von Troponin T signalisiert außerdem einen komplikationsreichen Verlauf. Da die Risikostratifizierung bei Patienten mit instabiler Angina pectoris bisher im wesentlichen nur auf klinischen Erfahrungsgrundsätzen beruhte, hat die Messung von Troponin T in der klinischen Diagnostik einen besonderen Stellenwert. Dazu wäre es allerdings erforderlich, daß der Test auch in kleineren Notfallabors durchgeführt werden kann. Der qualitative Nachweis von zirkulierendem Troponin T würde ausreichen, um diese Patienten besser einzuschätzen und die weiterführende Diagnostik zu veranlassen. Durch eine gezielte medikamentöse und invasive Therapie gelingt es dann unter Umständen, die schlechte Prognose dieser Patienten günstig zu beeinflussen.

Literatur

Armstrong PW, Chiong MA, Parker J (1982) The spectrum of unstable angina: prognostic role of serum creatine kinase determination. Am J Cardiol 49:1849–1852
Braunwald E (1989) Unstable angina, a classification. Circulation 80:410–414
Briggs MM, Schachat F (1989) N-terminal amino acid sequences of three functionally different troponin T isoforms from rabbit skeletal muscle. J Mol Biol 206:245–249
Cairns JA, Gent M, Singer J, Finnie KJ, Froggatt GM, Holder DA, Hablonsky G, Kostuk WJ, Melendez LJ, Myers MG, Sackett DL, Sealey JB, Tanser PH (1985) Aspirin, sulfinpyrazone, or both in unstable angina. N Engl J Med 313:1369–1375
Davies MJ, Thomas AC, Knapman PA, Hangartner JR (1986) Intramyocardial platelet aggregation in patients with unstable angina suffering sudden ischemic cardiac death. Circulation 73:418–427
Falk E (1985) Unstable angina with fatal outcome: Dynamic coronary thrombosis leading to infarction and/or sudden death. Circulation 71:699–708
Feldman RL (1987) Coronary thrombosis, coronary spasm and coronary atherosclerosis and speculation on the link between unstable angina and acute myocardial infarction. Am J Cardiol 59:1187–1190

Fischer S, Bernutz C, Meier H, Weber PC (1986) Formation of prostacyclin and thromboxane in man as measured by the main urinary metabolites. Biochim Biophys Acta 876:194–199

FitzGerald GA, Pedersen AK, Patrono C (1983) Analysis of prostacyclin and thromboxane biosynthesis in cardiovascular disease. Circulation 67, 6:1174–1177

Fitzgerald DJ, Roy L, Catella F, FitzGerald GA (1986) Platelet activation in unstable coronary disease. New Engl J Med 315, 16:983–989

Fulton M, Lutz W, Donald KW, Kirby BJ, Duncan B, Morrison SL, Kerr F, Julian DG, Oliver MF (1972) Natural history of unstable angina. Lancet 1:860–865

Fuster V, Badimon L, Badimon JJ, Chesebro JH (1992) The pathogenesis of coronary artery disease and the acute coronary syndromes. N Engl J Med 326:242–250, 310–318

Gazes PC, Mobley EM, Faris HM, Duncan RC, Humphries GB (1973) Preinfarctional (unstable) angina – A prospective study with ten year followup. Circulation 48:331–337

Gerhardt W, Katus H, Ravkilde J, Hamm C, Jørgensen PJ, Peheim E, Ljungdahl L, Löfdahl P (1991) S-troponin T in suspected ischemic myokcardial injury compared with mass and catalytic concentrations of S-creatine kinase isoenzyme MB. Clin Chem 37:1405–1411

Hamm CW, Lorenz RL, Bleifeld W, Kupper W, Wober W, Weber PC (1987) Biochemical evidence of platelet activation in patients with persistent unstable angina. J Am Coll Cardiol 10:998–1004

Hamm CW, Kupper W, Kentsch M, Twele B, Kalmar P, Bleifeld W (1987a) Intrakoronare Thromben bei Patienten mit instabiler Angina pectoris. Dtsch med Wschr 112:1812–1815

Hamm CW, Bleifeld W (1988) Unstable angina; Current concepts of medical management. Cardiovasc Drugs and Therapy 2:333–339

Hamm CW, Kupper W, Bleifeld W (1989) Definition und Pathogenese der instabilen Angina pectoris. Dtsch med Wschr 114:507–510

Hamm CW, Terres W, Bleifeld W (1990) Platelet activation in patients with unstable angina. In: Bleifeld W, Hamm CW, Braunwald E (Hrsg) Unstable Angina. Springer, Berlin Heidelberg, p 81–91

Hamm CW, Ravkilde J, Gerhardt W, Jørgensen P, Peheim E, Ljungdahl L, Goldmann B, Katus HA (1992) The prognostic value of serum troponin T in unstable angina. N Engl J Med 327:146–150

Harper RW, Kennedy G, DeSanctis RW, Hutter AM (1979) The incidence and pattern of angina prior to acute myocardial infarction: a study of 577 cases. Am Heart J 97:178

Heng MK, Norris RM, Singh BN, Partridge JB (1976) Prognosis in unstable angina. Br Heart J 38:921

Holmes DR, Hartzler GO, Smith HC, Fuster V (1981) Coronary artery thrombosis in patients with unstable angina. Br Heart J 45:411–416

Katus HA, Kübler W (1990) Detection of myocardial cell damage in patients with unstable angina by serodiagnostic tools. In: Bleifeld W, Hamm CW, Braunwald E (Hrsg) Unstable Angina. Springer, Berlin Heidelberg

Katus HA, Remppis A, Neumann FJ, Scheffold T, Diederich KW, Vinar G, Noe A, Matern G, Kuebler W (1991) Diagnostic efficiency of troponin T measurements in acute myocardial infarction. Circulation 83:902–912

Katus HA, Remppis A, Scheffold T, Diederich KW, Kuebler W (1991a) Intracellular compartmentation of cardiac troponin T and its release kinetics in patients with reperfused and nonreperfused myocardial infarction. Am J Cardiol 67:1360–1367

Katus HA, Looser S, Hallermayer K, Remppis A, Scheffold T, Borgya A, Essig U, Geuß U (1992) Development and in vitro characterization of a new immunoassay of cardiac troponin T. Clin Chem 38:386–393

Kruskal JB, Commerford PJ, Franks JJ, Kirsch RE (1987) Fibrin and fibrinogen-related antigens in patients with stable and unstable coronary artery disease. N Engl J Med 317:1361–1365

Lewis HD, Davies JW, Archibald DG, Steinke WE, Smithermann TC, Doherty JE, Schnaper HW, Le Winter MM, Linares E, Pouget JM, Sabharwal SC, Chesler E, De Mots H

(1983) Protective effects of aspirin against acute myocardial infarction and death in men with unstable angina. N Engl J Med 309:396–403

Lorenz R, Hamm CW, Riesner H, Bleifeld W, Weber PC (1990) Urinary thromboxane excretion in patients presenting with acute severe chest pain. J Internal Med: 429–434

Mandelkorn JB, Wolf NM, Singh S et al. (1986) Intracoronary thrombus in nontransmural myocardial infarction and in unstable angina pectoris. Am J Cardiol 52:1–6

Maseri A, Pesola A, Marzilli M, Severi S, Parodi O, L'Abbate A, Ballestra AM, Maltinti G, De Ness DM, Biagini A (1977) Coronary vasospasm in angina pectoris. Lancet 1:713–717

Moise A, Theroux P, Taeymans Y, Descoings B, Lesperance JJ, Waters DD, Pelletier GB, Bourassa MG (1983) Unstable angina and progression of coronary atherosclerosis. N Engl J Med 309:685–689

Nellessen U, Hecker H, Danciu V, Specht S, Lichtlen PR, Borst HG (1986) Instabile Angina pectoris. Krankheitsbild und Verlauf neu überprüft. Z Kardiol 75:707–718

Pearlstone JR, Carpenter MR, Smilie LB (1986) Amino acid sequence of rabbit troponin T. J Biol Chem 261:16795–16810

Terres W, Hamm CW, Kupper W, Bleifeld W (1988) Thrombozytenfunktion bei instabiler Angina pectoris. Dtsch med Wschr 113:1182–1186

Théroux P, Ouimet H, McCans J, Latour JG, Joly P, Lévy G, Pelletier E, Juneau M, Stasiak J, DeGuise P, Pelletier GB, Rinzler D, Waters DD (1988) Aspirin, heparin, or both to treat acute unstable angina. New Engl J Med 319:1105–1111

Vetrovec GW, Cowley MJ, Overton H, Richardson DW (1981) Intracoronary thrombus in syndromes of unstable myocardial ischemia. Am Heart J 102:1202–1208

White RD, Grande P, Califf L, Palmeri ST, Califf RM, Wagner GS (1985) Diagnostic and prognostic significance of minimally elevated creatine kinase-MB in suspected acute myocardial infarction. Am J Cardiol 55:1478–1484

Zack PM, Ischinger T, Aker UT, Dincer B, Kennedy HL (1984) The occurrence of angiographically detected intracoronary thrombus in patients with unstable angina pectoris. Am Heart J 108:1408–1412

Diskussion

Hepp:
Das Problem, das wir bei Diabetikern haben, sind ja die asymptomatischen oder symptomatischen oder stummen Ischämien und Infarkte. Können Sie uns da ein Vorgehen empfehlen; denn es wäre ja eine gute Methode, vielleicht doch etwas voraussagen zu können?

Hamm:
Ich habe keine besonderen Daten zu Diabetikern. Aber aufgrund meiner klinischen Erfahrungen muß ich sagen, es ist natürlich richtig, daß Diabetiker häufiger stumme Infarkte haben. Aber man muß vielleicht auch insgesamt bei Diabetikern etwas sensibler sein. Sie geben Symptome an, die man dann häufig auch verkennt. Ich glaube nicht, daß wir hier aus diesen Daten die Symptome besser erkennen können. Vielleicht muß man bei Diabetikern hellhöriger sein und dann vielleicht auch Troponin T messen, wenn solche diskrete Symptomatik angegeben wird.

N.N.:
Vielleicht noch als ganz kurze Zusatzbemerkung: Natürlich bleiben die Patienten aufgrund der Neuropathie häufig schmerzfrei oder schmerzarm, aber ganz symptomfrei bleiben sie nur in 5% der Fälle; dazu gibt es Untersuchungen. Symptome beispielsweise, wie akut aufgetretene Linksherzinsuffizienz oder so etwas ähnliches, sind statistisch gesichert.

Tschöpe:
Noch einmal zum System Troponin T, wenn Sie das in so enger Assoziation zum Aktin sehen. Es gibt eine Studie, die gerade bei Diabetikern zeigt, daß die Blutplättchen einen nicht überlappenden Unterschied in der Polymerisierung des Aktins haben. Ist das Troponin T auch in Blutplättchen untersucht?

Hamm:
Meines Wissens nicht. Troponin T ist ein spezielles kontraktiles Regulatorprotein, das nur in der Skelettmuskulatur und Herzmuskulatur gefunden wird; wir messen ein Isoenzym, das kardiospezifisch ist. Meines Wissens gibt es das nicht in einer anderen Muskulatur oder in einem anderen System.

N.N.:
Könnten Sie Ihre Darstellung des Troponins erläutern? Sie hatten ja da 0,2 µg/l als untere Nachweisgrenze. Dann haben Sie in den Einzelfalldarstellungen darunter noch einmal titrierte Werte gezeigt, eigentlich dürfte da doch nur eine schraffierte Fläche sein, und Sie könnten erst Werte oberhalb der Nachweisbarkeitsgrenze darstellen?

Hamm:
Es handelt sich dabei um den sog. „cut off", der zwischen 0,1 und 0,2 liegt. Um ganz sicher zu sein, haben wir in dieser Studie den Cut off auf 0,2 gelegt. Aber zwischenzeitlich können wir auch mit ruhigem Gewissen sagen, daß er eher bei 0,1 liegt. Selbstverständlich kann man auch Werte darunter messen.

Tschöpe:
Es scheint ja so zu sein, daß uns hier wirklich ein sinnvoller und evaluierter Test zur Verfügung steht.

Hamm:
Ja, der Test ist bestimmt sehr interessant. Im Augenblick brauchen wir noch 90 min bis 2 h, um zu einem Ergebnis zu kommen. In der Notfalldiagnostik wäre es natürlich besser, wenn wir sofort ein Ergebnis hätten. Nur wenn das realisiert werden kann, sehe ich also auch einen noch breiteren klinischen Einsatz.

Tschöpe:
Würden Sie sagen, daß das Potential, die Zeit von 90 min runterzubringen, da ist?

Hamm:
Das Potential ist wohl da und daran wird gearbeitet.

Klinische Relevanz der Mikroalbuminurie

C. Hasslacher

Zusammenfassung. Unter Mikroalbuminurie versteht man eine Albuminausscheidung zwischen 20 und 200 µg/min. Sie kann funktionell im Rahmen einer stärkeren körperlichen Belastung, bei Infektionen, schlechter Diabetes- oder Hypertonuseinstellung vorkommen und verschwindet nach Beseitigung des auslösenden Agens. Eine persistierende Mikroalbuminurie, d. h. eine über Wochen nachweisbare Albuminausscheidung, spricht mit hoher Wahrscheinlichkeit für eine Schädigung des glomerulären Filterapparates der Niere und besitzt damit große diagnostische Relevanz: Bei Diabetikern weist sie auf eine beginnende diabetische Nephropathie hin, die einer intensiven therapeutischen Behandlung bedarf, um eine weitere Progression zu verhindern; beim Patienten mit Hypertonus ist sie Hinweis auf Endorganschädigung und deutet auf eine schlechtere Lebensprognose hin; bei Schwangeren kann eine Mikroalbuminurie erstes Zeichen einer sich entwickelnden Präklampsie sein. Aus diesen Gründen sollte bei den genannten Patientengruppen regelmäßig ein Screening auf Mikroalbuminurie durchgeführt werden. Dies ist heute durch vereinfachte Labormethoden und Schnelltests jederzeit möglich.

Einleitung

Die Untersuchung von Proteinen im Urin hat im letzten Jahrzehnt zweifellos eine Renaissance erfahren. Während sich noch in den 70er Jahren die Möglichkeiten der Proteinuriediagnostik auf die Bestimmung von Gesamtprotein und Bence-Jones-Protein in der Regel erschöpften, steht den Routinelabors heute eine ganze Batterie von Tests für die verschiedenen Urinproteine zur Verfügung. Dabei sind Markerproteine für eine glomeruläre Schädigung, wie z. B. Albumin und IgG von Markern, die eine Schädigung des Tubulusapparates anzeigen, z. B. α_1-Mikroglobulin, retinolbindendes Protein oder Tamm-Horsefall-Protein, zu unterscheiden. Aus praktisch klinischer Sicht kommt heute der Bestimmung des Albumins im Urin die größte diagnostische Wertigkeit zu. Die Möglichkeiten, dieses Protein in sehr niedrigen Konzentrationen (Mikroalbuminurie) ohne größeren labormäßigen Aufwand screeningmäßig zu bestimmen, haben die Bedeutung der Albuminmessung im Urin noch wesentlich erweitert.

Pathogenese und Definition der Mikroalbuminurie

Zu den wichtigsten Funktionen der Nierenglomeruli gehört die Filtration des Plasma. Wesentlicher Funktionsträger ist dabei die glomeruläre Basalmembran, die als Filter zwischen dem Gefäßlumen und dem Bowman-Kapselraum dient. Untersuchungen der letzten 10–15 Jahre haben gezeigt, daß sie nicht, wie nach elektronenmikroskopischen Aufnahmen anzunehmen, eine „amorphe" Substanz darstellt, sondern aus mehreren Proteinen zusammengesetzt ist. Zu den wichtigsten gehört das Typ-IV-Kollagen, das die Matrix des Basalmembranfilters darstellt und wahrscheinlich aufgrund der maschenartigen Vernetzung ihrer Proteinstränge das Durchtreten höhermolekularer Eiweißkörper des Plasmas wie z. B. der Immunglobuline, verhindert („size-selectivity"; Abb. 1). Ein zweiter wesentlicher Baustein stellen die Glykosaminoglykane und hier besonders das Heparansulfat dar, das für die negative Ladung der Basalmembran verantwortlich ist. Diese negativen Ladungsstellen finden sich v. a. an der Lamina rara interna und externa. Sie verhindern, daß kleinere Proteine wie z. B. das Albumin, das hinsichtlich seiner Größe den Filter passieren könnte, aufgrund der gleichen negativen Ladung jedoch weitestgehend im Plasmastrom gehalten wird („charge-selectivity"; Abb. 1). So kann Albumin

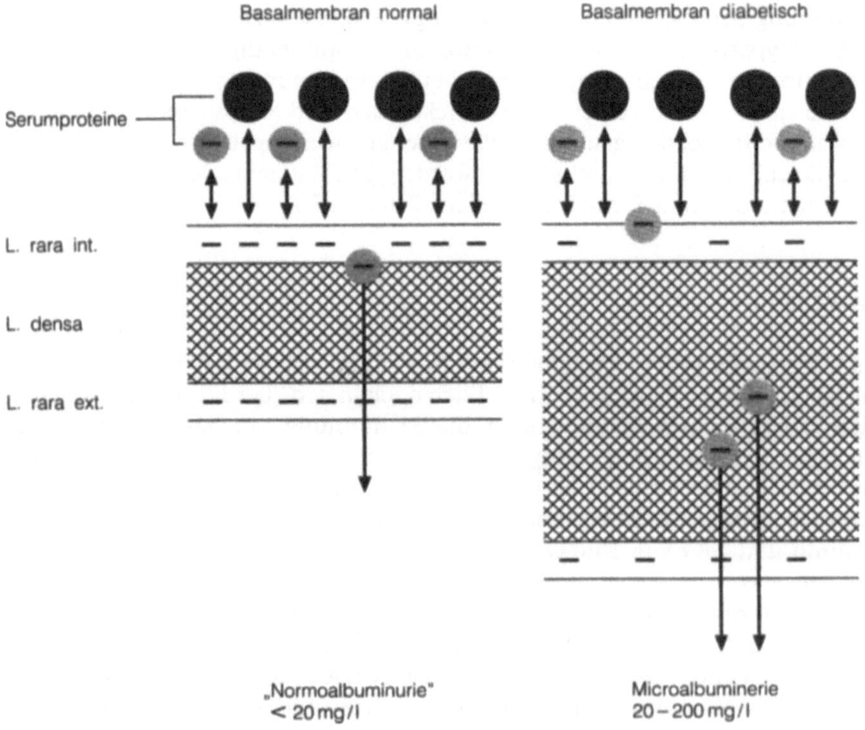

Abb. 1. Pathogenese der Mikroalbuminurie

unter physiologischen Bedingungen den Filter der Nierenglomeruli nur in geringen Mengen passieren. Zum größten Teil wird es dann im proximalen Tubulus wieder rückresorbiert, so daß die Albuminausscheidung beim Nierengesunden unter 20 µg/min liegt. Bei einer verstärkten Filtration von Albumin durch Änderung der Filtrationseigenschaften der Basalmembran oder Erhöhung des Filtrationsdruckes wird die Rückresorptionskapazität der Tubuli erschöpft und es kommt zu einer vermehrten Ausscheidung von Albumin im Urin. Eine Erhöhung der Albuminausscheidung auf Werte zwischen 20 – 200 µg/min wird heute als *Mikroalbuminurie* bezeichnet. Diese Bezeichnung wurde Ende der 70er Jahre als Ausdruck der nach wie vor niedrigen Albuminkonzentration im Urin, die durch die üblichen Teststreifen nicht faßbar waren, so gewählt. Bei einer ausgeprägten Schädigung des kapillären Filters kommt es mit einer stärkeren Albuminausscheidung auch zum Übertritt anderer Proteine, wie z. B. der Immunglobuline, man spricht dann von *Makroalbuminurie* oder Makroproteinurie. Die Grenzwerte der Albuminausscheidung sowie die annähernd entsprechenden Albuminkonzentrationen – normale Flüssigkeitszufuhr vorausgesetzt – sind in Tabelle 1 zusammengefaßt.

Tabelle 1. Albuminuriedefinitionen

	Albuminausscheidungsrate		Albumin-konzentration
	Befristete Urinsammlung	24-h-Urin	
Normalbereich	< 20 µg/min	< 30 mg/24 h	< 20 mg/l
Mikroalbuminurie	20 – 200 µg/min	30 – 300 mg/24 h	20 – 200 mg/l
Makroalbuminurie	> 200 µg/min	> 300 mg/24 h	> 200 mg/l

„Funktionelle" und „persistierende" Mikroalbuminurie

Eine Mikroalbuminurie kann unter verschiedenen Bedingungen nachweisbar sein, die jedoch bezüglich der klinischen Relevanz unterschiedlich zu bewerten sind. So kann es z. B. unter stärkerer körperlicher Belastung, bei Infektionen, insbesondere der Harnwege sowie schlechter Diabetes- oder Hypertonuseinstellung zu einer erhöhten Albuminausscheidung im Urin kommen. Nach Beseitigung des auslösenden Agens normalisiert sich diese rasch und kann daher als „funktionelle" Begleitreaktion ohne größeren Krankheitswert angesehen werden. Dagegen spricht eine über Wochen nachweisbare, d. h. *persistierende Mikroalbuminurie* mit großer Wahrscheinlichkeit für eine Schädigung des glomerulären Filters und besitzt damit eine andere klinische Relevanz. Für die Praxis bedeutet dies, daß jeder positive Mikroalbuminuriebefund gegenkontrolliert werden muß, um eine funktionelle Mikroalbuminurie auszuschließen. Im folgenden soll die klinische Relevanz einer „persistierenden" Mikroalbuminurie für einige Erkrankungen besprochen werden.

Mikroalbuminurie und Diabetes

Die bisher größte klinische Bedeutung hat die Mikroalbuminurieuntersuchung zweifellos für die Frühdiagnose der diabetischen Nephropathie. Hier beruht sie auf einer stoffwechselabhängigen fehlerhaften Zusammensetzung der kapillären Basalmembran. So ist der Gehalt an Heparansulfat in der Basalmembran von Diabetikern mit Mikroalbuminurie erniedrigt (Abb. 1). Dadurch können kleine, negativ geladene Proteine wie z. B. das Albumin, die Basalmembran leichter passieren und erscheinen in geringer Konzentration im Urin. Der Nachweis einer Mikroalbuminurie zeigt somit einen ersten Schaden dieses Filters an. Der Befund hat hohen prädiktiven Wert bezüglich der Weiterentwicklung der Nephropathie (Mogensen 1990). Fast 90% der Patienten mit Mikroalbuminurie entwickeln im Verlauf von 8–10 Jahren eine Makroalbuminurie und erreichen damit ein prognostisch sehr ungünstiges, spätes Stadium der Nephropathieentwicklung. So nimmt ohne therapeutische Interventionen die Nierenfunktion nach Auftreten einer Makroalbuminurie progredient bis hin zur Niereninsuffizienz ab. Es bedarf großer therapeutischer Anstrengung von seiten des Arztes und des Patienten, durch normnahe Stoffwechseleinstellung, rigorose Blutdrucktherapie sowie Normalisierung der Eiweißzufuhr die Abnahmegeschwindigkeit der Niereninsuffizienzentwicklung zu bremsen. Mehrere Studien konnten jedoch zeigen, daß im Stadium der

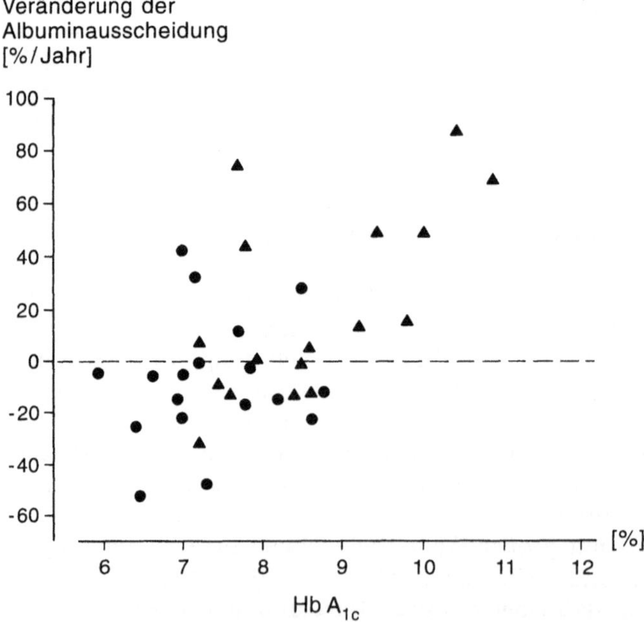

Abb. 2. Beziehung zwischen Stoffwechselkontrolle und Veränderung der Albuminausscheidung bei Typ-I-Diabetikern mit Mikroalbuminurie. ● = Patienten mit Insulinpumpe, ▲ = Patienten mit konventioneller Insulintherapie. (Nach Feldt-Rasmussen et al. 1986)

Mikroalbuminurie durch sehr gute Stoffwechseleinstellung, regelmäßige Blut-
drucküberwachung und ggf. frühzeitige medikamentöse antihypertensive Therapie der weitere Verlauf der Nephropathie nicht nur gestoppt, sondern auch
reversibel gestaltet werden kann (Abb. 2). Der Mikroalbuminuriebestimmung
kommt daher als Risikomarker zur Früherkennung der Diabetiker, die gefährdet sind eine fortgeschrittene Nephropathie zu entwickeln, entscheidende Bedeutung zu. Dies betrifft nicht nur die Entwicklung der Nephropathie, sondern
auch die Weiterentwicklung einer Retinopathie. So ließ sich zeigen, daß mi-
kroalbuminurische Patienten eine raschere Progression der Retinopathie aufweisen als Patienten mit normaler Albuminausscheidung. Bei Typ-II-Diabetikern zeigt das Auftreten einer Mikroalbuminurie nicht nur ein erhöhtes Neph-
ropathierisiko, sondern auch ein deutlich erhöhtes kardiovaskuläres Risiko
an. So lag in einer prospektiven Untersuchung von Schmitz u. Vaeth (1988;
Abb. 3) die kardiovaskuläre Mortalität von Typ-II-Diabetikern mit Mikroalbuminurie deutlich höher als bei Typ-II-Diabetikern ohne Mikroalbuminurie.
Andere Parameter wie z. B. genetische Marker, morphologische Befunde,
Güte der Stoffwechseleinstellung, Blutdruckverhalten oder Glomerulafunk-
tion sind im Vergleich zur Mikroalbuminurie schlechtere Prädiktoren für die
Entwicklung einer klinisch manifesten Nephropathie (Mogensen 1990). Ein

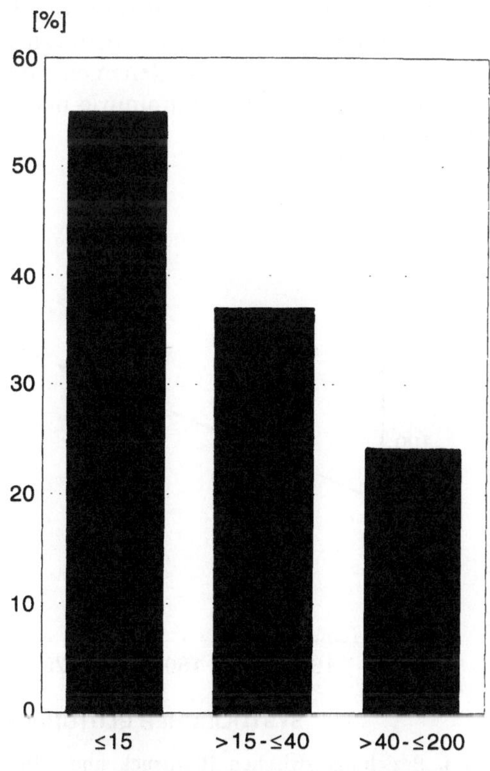

Abb. 3. Zehnjahresüberlebensrate bei
Typ-II-Diabetikern (n = 416) mit unterschiedlicher Albuminurie

regelmäßiges jährliches Screening der Typ-I- und Typ-II-Diabetiker auf das Vorliegen einer Mikroalbuminurie gehört heute zu den unverzichtbaren Kontrollparametern in der Langzeitbetreuung von Diabetikern (Hasslacher et al. 1989).

Mikroalbuminurie bei Hypertonie

Akute Blutdruckanstiege können über eine Änderung der glomerulären Hämodynamik zu einer erhöhten Ausscheidung von Albumin führen, die sich bei medikamentöser Senkung des Blutdrucks jedoch wieder normalisiert (funktionelle Mikroalbuminurie; Abb. 4). In einer halbjährigen Longitudinalstudie bei Patienten mit essentieller Hypertonie und Mikroalbuminurie konnten französische Autoren zeigen, daß auch eine längerfristige antihypertensive Therapie zu einer Rückbildung der Albuminausscheidung führt. Dies deutet darauf hin, daß die Mikroalbuminurie als Verlaufsparameter der Blutdruckeinstellung bei Patienten mit Hypertonie Bedeutung haben könnte. Andere Untersuchungen haben gezeigt, daß bei Hypertonikern mit persistierender Mikroalbuminurie die linksventrikuläre Muskelmasse und die Prävalenz eines Fundus hypertonicus erhöht waren (Cerasola 1989). Hier scheint die Mikroalbuminurie einen schwereren Verlauf der Hochdruckerkrankung mit Endorganschädigung auch bei Nichtdiabetikern anzuzeigen. Mit diesen Ergebnissen stimmen Befunde überein, in denen eine deutlich schlechtere Lebensprognose bei Patienten mit Mikroalbuminurie nachgewiesen wurde (Damsgaard et al. 1990; Yudkin et al. 1988).

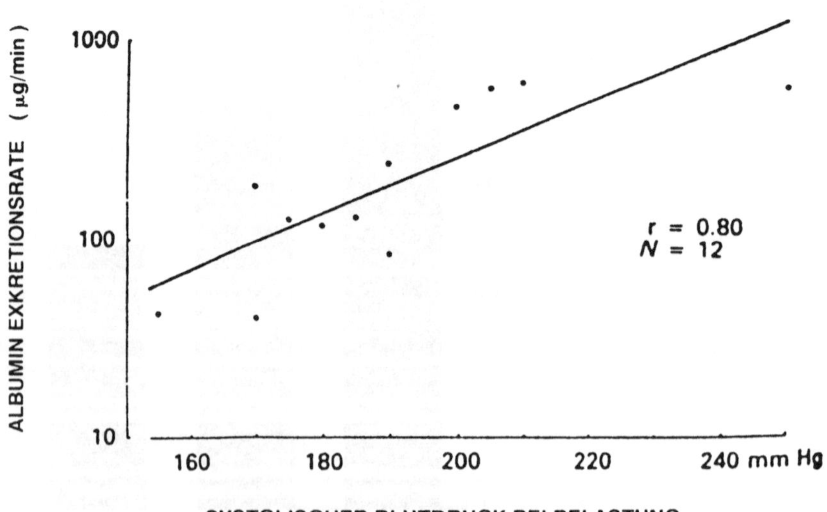

Abb. 4. Beziehung zwischen Blutdruck und Albuminausscheidung bei Typ-I-Diabetikern mit Mikroalbuminurie. (Nach Christensen 1984)

Mikroalbuminurie und Schwangerschaft

Schwangerschaftskomplikationen aus dem Formenkreis der Gestosen, die durch die klinische Trias Ödeme, Proteinurie und Hypertonie definiert sind, stehen auch heute noch an prominenter Stelle der Müttersterblichkeit. Die Frühdiagnose einer sich entwickelnden Gestose ist sehr schwierig. In ersten Querschnittsuntersuchuungen erwies sich jedoch die Bestimmung der Mikroalbuminurie als guter diskriminierender Parameter bei Schwangeren mit und ohne Präklampsieentwicklung, insbesondere dann, wenn man nicht nur die Albuminkonzentration, sondern die fraktionelle Albuminclearance (Albuminclearance bezogen auf die Kreatininclearance) berechnete (McCance 1989; Irgens-Møller et al. 1986; Abb. 5). Dadurch wurde der veränderten Hämodynamik der schwangeren Patientinnen Rechnung getragen. Weitere prospektive Untersuchungen müssen jedoch noch klären, welchen prädiktiven Wert die Mikroalbuminuriebestimmung als Frühdiagnosemarker einer sich entwikkelnden Präklampsie besitzt.

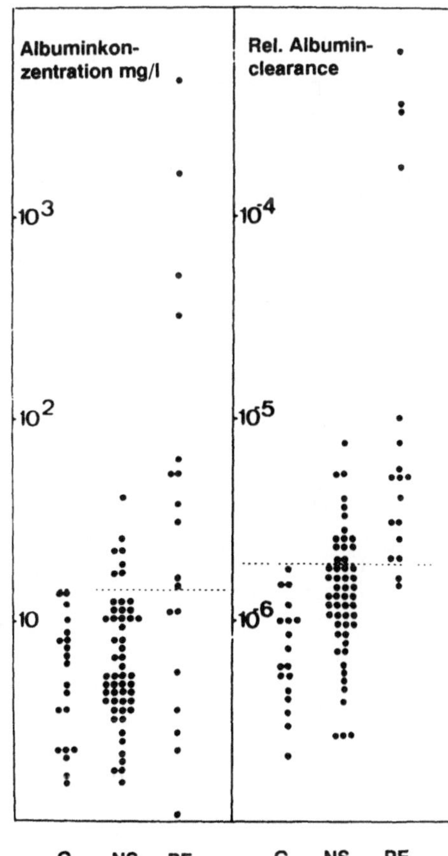

Abb. 5. Albuminkonzentration und relative Albumin-Clearance (Albumin/ Kreatinin-Clearance) bei gesunden nicht schwangeren Frauen (**C**), Frauen mit normaler Schwangerschaft zwischen der 24. bis 31. SSW (**NS**) und Frauen mit Präeklampsie (**PE**). Die gepunktete Linie entspricht dem oberen Normalbereich bei nicht schwangeren Frauen. (Nach Irgens-Møller et al. 1986)

Nachweis der Mikroalbuminurie

Die Bestimmung sehr niedriger Albuminkonzentrationen im Urin war lange Zeit nur mit speziellen Meßmethoden wie z. B. Ria, ELISA oder nephelometrischen Methoden durchführbar. Ein breites Screening von Risikogruppen scheiterte daran, daß diese Methoden nur in Speziallabors durchgeführt werden konnten. In den letzten Jahren wurden verschiedene Schnelltests entwikkelt, die es erlauben, sehr rasch und präzise erhöhte Albuminkonzentrationen nachzuweisen. Die neueste Entwicklung auf diesem Gebiet stellt der Micral-Test dar, ein Teststreifen, der es gestattet, semiquantitativ die Albuminkonzentration im Mikroalbuminuriebereich in 5 verschiedenen Stufen zu untersuchen. Mit diesen modernen Screeningmethoden sollten die Risikogruppen, insbesondere die Diabetiker, regelmäßig untersucht werden. In der Praxis hat sich dabei das in Abb. 6 angegebene Schema bewährt.

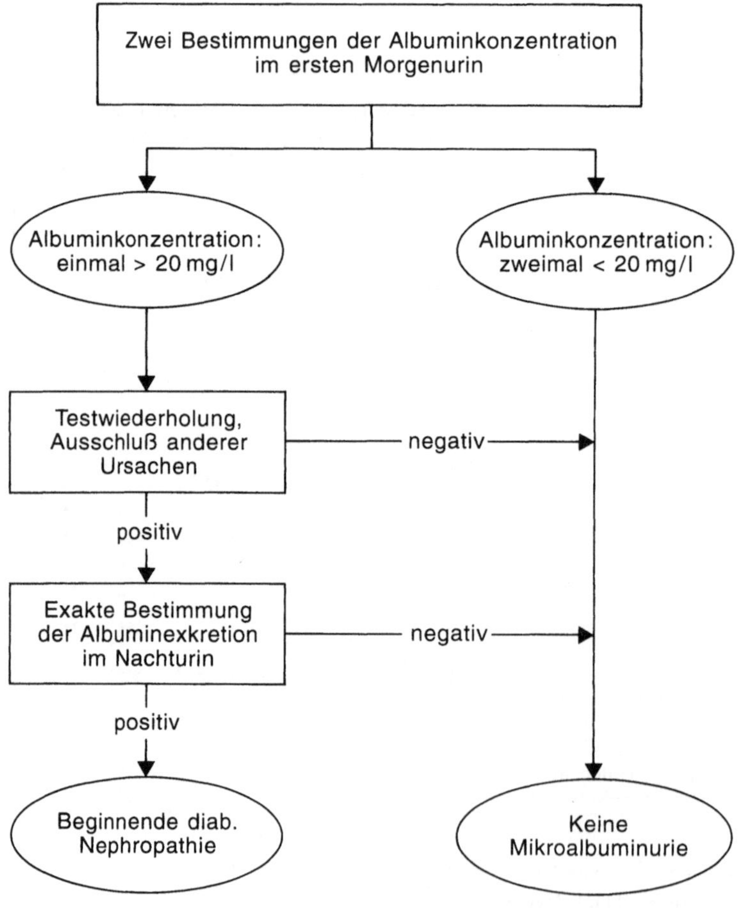

Abb. 6. Mikroalbuminuriescreening bei Diabetikern

Literatur

Cerasola G, Cottone S, Ignoto GD et al. (1989) Microalbuminuria as predictor of cardiovascular damage in essential hypertension. Fourth European Meeting on Hypertension, Mailand

Christensen CK (1984) Abnormal albuminuria and blood pressure rise in incipient diabetic nephropathy induced by exercise. Kidney Int 25:819–823

Damsgaard EM, Froland A, Jorgensen OD, Mogensen CE (1990) Microalbuminuria as predictor of increased mortality in elderly people. Br Med J 300:297–300

Feldt-Rasmussen B, Mathiesen ER, Deckert T (1986) Effect of two years of strict metabolic control of progression of incipient nephropathy in insulin-dependent diabetes. Lancet II:1300–1304

Hasslacher C (1990) Diagnostik und Therapie der diabetischen Nephropathie. Fortschr Med 108:694–697

Hasslacher C, Müller A, Panradl U, Wahl P (1989) Mikroalbuminurie-Screening bei Diabetikern. Dtsch Med Wochenschr 114:980–982

Irgens-Møller L, Hemmingsen L, Holm J (1986) Diagnostic value of microalbuminuria in pre-eclampsia. Clin Chim Acta 157:295–298

McCance DR, Traub AI, Harley JMG, Hadden DR, Kennedy L (1989) Urinary albumin excretion in diabetic pregnancy. Diabetologia 32:236–239

Mogensen CE (1990) Prediction of Clinical Diabetic Nephropathy in IDDM Patients. Diabetes 39:761–767

Schmitz A, Vaeth M (1988) Microalbuminuria: A Major Risk factor in Non-insulin-dependent Diabetes. A 10-year Follow-up Study of 503 Patients. Diabetic Medicine 5:126–133

Yudkin JS, Forrest RD, Jackson CA (1988) Microalbuminuria as predictor of vascular disease in non-diabetic subjects. Lancet II:530–533

Diskussion

N.N.:

Beziehen Sie das Albumin nicht auf die Kreatininausscheidung, sondern nehmen Sie die reine Konzentrationsmessung des Albumins? Wir bestimmen das bei unseren diabetischen Kindern monatlich seit etwa einem Jahr und tun uns sehr schwer mit Grenzbereichen. Wir nutzen die letzte Nachtportion zur Messung von 18.00 bis 6.00 Uhr früh und haben doch eine Menge Werte, die dann so bei 22 liegen, also im Grenzbereich, aber auf das Kreatinin bezogen eindeutig im normalen Bereich, wobei der Normalbereich für den Erwachsenen ermittelt wurde. Ich habe noch eine zweite Frage dazu. Wir haben ein 15jähriges Mädchen, das in einem halbjährlichen Intervall immer unterhalb der Nachweisgrenze lag, nur dreimal lagen die Werte bei 1500, ohne daß wir einen akuten Infekt feststellten. Wir wissen nicht so recht, ob wir jetzt gezielt noch etwas nachziehen sollten in der Diagnostik?

Hasslacher:

Zum letzten Punkt habe ich natürlich im Moment keine Erklärung. Wenn die Albuminausscheidung und der Blutdruck immer normal sind und nur zwischenzeitlich die Werte herausfallen, dann sollte man fragen, ob dies der Zeitpunkt der Periode ist und ob irgendwelche Verunreinigungen mit in den Urin gekommen sind. Zur ersten Frage, ob man Albumin auf Konzentration oder auf Kreatinin bezieht, gibt es mehrere Untersuchungen. Ich würde sagen, ein Teil sieht keinen Vorteil darin, weil sich Sensitivität und Spezifität nicht wesentlich unterscheiden. Der andere Teil findet, daß man dadurch die Sensitivität etwas erhöhen kann, aber das nur sehr gering. Es ist nicht gerechtfertigt m. E., routinemäßig jedes Mal das Kreatinin mitzubestimmen, allein aus Kostengründen. Vielleicht würden Sie bessere Daten bekommen, wenn Sie während der Ruhephase, während der Nachtphase, bei ihren Patienten sammeln. Deswegen fangen wir erst um 22.00 Uhr an. Wenn man um 18.00 Uhr sammelt, kommt noch das Abendessen dazu, vielleicht proteinbeladen, was ja zu einer stärkeren Albuminausscheidung führen kann. Wenn Sie die Sammelperiode wirklich auf die Nachtruhe beschränken, fällt doch ein Teil der Störfaktoren weg.

Hepp:
Ein wichtiger Punkt sind die Standardbedingungen, z. B. spielt die Qualität der Einstellung sogar während eines Klinikaufenthalts eine Rolle. Wir können feststellen, wenn die Patienten erst schlechter eingestellt sind, haben sie höhere Werte als nach 2 Wochen, wenn sie perfekt einreguliert sind.

Egbring:
Ich finde das mit der Mikroalbuminurie sehr interessant, denn es werden ja sehr häufig ältere Patienten mit Hypertonus relativ stark mit Antihypertonika behandelt. Könnte man jetzt die Mikroalbuminurie benutzen, um hier eine Trennung zu machen und nur die Patienten etwas stärker mit blutdrucksenkenden Mitteln zu behandeln, die auch eine Mikroalbuminurie haben?

Hasslacher:
Es könnte natürlich sein, daß die Patienten, die keine Mikroalbuminurie haben und die deswegen nicht so intensiv betreut werden, in 5 Jahren eine Mikroalbuminurie haben und dann zur Risikogruppe gehören. Ich würde sagen, Patienten mit Mikroalbuminurie sind eine ganz besondere Risikogruppe, bei der es schon zu schweren Endorganveränderungen an Herz, Auge, Nieren gekommen ist und die ganz besonderer Aufmerksamkeit bedarf. Die anderen Patienten dürfen deshalb jedoch nicht in der Therapie vernachlässigt werden, denn das führt dann möglicherweise dazu, daß sie nach 2 oder 3 Jahren evtl. auch eine Mikroalbuminurie haben.

Fiedler:
Sie haben die Schwangerschaft erwähnt. Das kann ich bestätigen. Wir haben bei Schwangeren häufiger Albumin bestimmt und konnten feststellen, daß es ein guter Prädiktor für die Entwicklung einer Gestose ist. Albumin und Transferrin sind ja etwa vom Molekulargewicht gleich groß und wie zu erwarten, gibt es jetzt auch schon Publikationen, die von einer Mikrotransferrinurie sprechen. Würden Sie da Vorteile sehen? Es ist ja etwas aufwendiger zu bestimmen als das Albumin.

Hasslacher:
Nein, ich würde da keine Vorteile sehen. An das Albumin hat man sich gewöhnt, man kennt den Ausdruck Mikroalbuminurie. Es würde einfach keine Vorteile bringen, eher mehr Verwirrung, wenn man einen neuen Parameter einführen und messen wollte. Lieber diesen einen Parameter nehmen, bekannt machen und häufig kontrollieren als jetzt noch neue Parameter einführen, die keine neuen Aussagen bringen. Das müßten erst einmal Studien zeigen, ob das Bestimmen von Transferrin irgendwelche Vorteile oder Unterschiede gegenüber dem Albumin aufzeigt.

Lüddeke:
Vielleicht noch eine kleine Bemerkung in bezug auf das Kreatinin. Eine bessere Standardisierung des Tests ist sinnvoll in den unteren Bereichen der Mikroalbuminurie. Wenn Sie aber schon eine Makroproteinurie haben, dann wird das eher gefährlich, weil sich das Verhältnis von sezerniertem und filtriertem Kreatinin ändert. Wenn Sie das also bei einer Makroproteinurie auf das Kreatinin beziehen, dann bekommen Sie enorm große Schwankungen. Wir haben das auch in Verlaufsbeobachtungen bei unseren Patienten gesehen. Es ist, wenn also überhaupt, nur sinnvoll, in den frühen Stadien. Zu der Frage mit dem Hochdruck bei älteren Patienten muß man auf die neuen Studien verweisen, die in den Jahren 1990 und 1992 erschienen sind. Es sind 4 neue Studien erschienen, die alle ganz eindeutig sagen: alle Patienten profitieren, und zwar entsprechend der statistisch erwarteten Reduktion der Mortalität und Morbidität eindeutig, so daß überhaupt gar kein Grund besteht, hier in Gruppen einzuteilen, die man stärker oder besser behandelt.

Hepp:
Noch eine letzte Frage zur Primärprävention: Was für ein HbA1C würden Sie denn bei Typ-I-Diabetes voraussetzen? Es gibt ja nicht sehr viele Studien, die einem da einen Weg weisen, aber jede Klinik hat so ihre Vorstellungen. Was machen Sie?

Hasslacher:
Bei Typ-I-Diabetikern bemühen wir uns wirklich, sie normnahe einzustellen, d.h. den HbA1 oder HbA1C in den Normbereich zu bringen. Es gelingt ja auch bei schwangeren Diabetikerinnen noch in den unteren Normbereich des HbA1 zu kommen, also zu 5 oder 6%, je nachdem, ob Sie HbA1 oder HbA1C messen. Bei den Schwangeren geht es über 9 Monate, das ist eine begrenzte Zeit, bei den Typ-I-Diabetikern, die das lebenslang machen müssen, gelingt es in 80% der Fälle, sie wirklich in den normotensiven Bereich zu bekommen.

Bewertung verschiedener labordiagnostischer Methoden zur Therapieführung und Verlaufskontrolle des Diabetes mellitus

H. FIEDLER

Zusammenfassung. Die aktuelle Stoffwechselsituation wird in Selbst- oder ärztlicher Kontrolle mit ein- oder mehrmaligen Blutglukosebestimmungen pro Tag in Abhängigkeit vom Tagesablauf des Patienten erfaßt. Der Nachweis oder die Bestimmung der Uringlukose haben durch die Selbstkontrolle mit Blutglukosebestimmungen an Bedeutung eingebüßt, können aber besonders bei Typ-II-Diabetikern mit bekannter Nierenschwelle einen ausreichenden Überblick verschaffen. Das glykierte Hämoglobin (HbA_1) ist zur Einschätzung der mittleren integrativen Glykämielage 6–8 Wochen vor der Blutentnahme bereits fest im Kontrollsystem etabliert, während die Indikationen für das nur 2–3 Wochen zurückreichende Fruktosamin eingeschränkt sind. Die lebenslange Verlaufskontrolle erfordert eine Verbesserung der Standardisierung der glykierten Eiweiße und insgesamt intensive Bemühungen um die Qualitätssicherung.

Einleitung

Der Diabetes mellitus ist in den hochindustrialisierten Ländern ein herausragendes Gesundheitsproblem mit ständig steigender Prävalenz. Neben der bisher relativ konstanten Inzidenz des Typ-I-Diabetes (Insulin-dependent diabetes mellitus, IDDM, vorwiegend bei jüngeren Patienten) steigen parallel zur Alterung der Bevölkerung die Zuwachsraten bei Typ-II-Diabetes (Insulin-independent diabetes mellitus, NIDDM). Obwohl der Einsatz von Fremdinsulin die akute Lebensgefahr besonders für IDDM weitgehend beseitigt hat, wird der Diabetiker von vielen Komplikationen (Blindheit, Gangrän, Nephropathie, Atherosklerose, Bluthochdruck) bedroht und hat mit einer verkürzten Lebenserwartung zu rechnen.

In den meisten Studien wird die chronische Hyperglykämie für die Komplikationen der Mikroangiopathie (Retinopathie, Nephropathie, Neuropathie) angeschuldigt. Deshalb wird der chronisch erhöhten Glukose eine Toxizität zugeschrieben, die neben Störungen der Insulinsekretion und -wirkung besonders die veränderte Glukoseverwertung derjenigen Gewebe betrifft, die Glukose unabhängig von der Insulinwirkung aufnehmen und zu Sorbitol bzw. Inositol verarbeiten. Außerdem wird Glukose von Eiweißen in Abhängigkeit von der Konzentration kovalent gebunden (Glykierung, Glykation) und führt zu Vernetzung und Strukturänderung der Peptide (AGE-Produkte; s. Nawroth

Tabelle 1. Klinisch-chemische Parameter zur Diagnostik und Verlaufskontrolle des Diabetes mellitus

Wenig oder ungeeignet	Geeignet	
Glukagon	*Glukose*	Blut
Adrenalin		Harn
Wachstumshormon	Insulin	Plasma
Glukokortikoide	*C-Peptid*	Plasma
Freie Fettsäuren	*Ketonkörper*	Harn
Glyzerol	*HbA*$_{1c}$	Blut
	Fructosamin	Serum

Tabelle 2. Auswahl und Validität der labordiagnostischen Parameter

Prüfkomponenten	Anwendung Diagnose / Kontrolle	Validität
Uringlukose	Suchtest für Risikogruppen, unterstützend bei Blutglukosebestimmungen oder Glukosetoleranztest. (Selbst)Kontrolle der Stoffwechselführung bei Patienten mit normaler Nierenschwelle (Morgenurin, Spot- und Spontanurin, Sammelurin).	Sensitivität des Streifentests 40–60%, Spezifität 60–75%. Höhere Sensitivität bei postprandialen Untersuchungen und bei quantitativer Bestimmung der Uringlukose. Der Nutzen der Uringlukosekontrolle ist abhängig von der Güte der Stoffwechselführung (nur Hyperglykämien oberhalb der Nierenschwelle werden erfaßt).
Blutglukose	Erstdiagnostik bei Risikogruppen oder Einzelpersonen (Anamnese, Symptome, präoperativ); Bestätigungsdiagnostik (z. B. nach Feststellung einer Glukosurie). Selbstkontrolle } Einzelanalyse Verlaufskontrolle } Profile Mittlere Schwankungen eines Tages (MAGE) und von Tag zu Tag (MODD)	Abhängigkeit von Entnahme- und Analysentechnik. Nüchternwerte haben bei asymptomatischem NIDDM nur eine Sensitivität von 70–80%. Die Spezifität wird durch Streßhyperglykämien (zerebraler Insult, Verbrennungen, intrazerebraler Drucksteigerung, akute Pankreatitis) und durch Medikamente herabgesetzt. Postprandiale Werte haben eine höhere Sensitivität, aber eine niedrigere Spezifität (schlecht standardisierbar).

Tabelle 2. (Fortsetzung)

Prüfkomponenten	Anwendung Diagnose ——— Kontrolle	Validität
Oraler Glukosetole- ranztest (oGTT)	Vorliegen von Risikofaktoren, Blutglukosebestimmungen im Verdachtsbereich; konstante oder intermittierende Glukosurie (besonders während der Gravi- dität); reaktive Hypoglykämie; Ausschluß eines Diabetes rena- lis.	Variationskoeffizient > 20%; sorgfältige Standardisierung notwendig. Bei postprandia- ler Blutglukose über 11 mmol/l oder Nüchtern- werten über 8 mmol/l ist der Test überflüssig.
Intravenöser Glukose- toleranztest (iGTT)	Anwendung nur bei enteralen Störungen oder zur dosierten Stimulation der Insulinsekretion.	Konkordanz zum oGTT 60%.
Ketonkörper (Urin)	Hinweis auf dekompensierten Stoffwechsel bei gleichzeitiger Glukosurie. Täglich bei schwan- geren Diabetikerinnen.	Fehleinschätzungen durch Hungerzustände (Urin meist glukosefrei).
Glykiertes Hämo- globin (HbA$_1$) und Serumeiweiße (Fruktosamintest)	Zur Unterstützung der Primär- diagnostik des manifesten Dia- betes mellitus (HbA$_1$). Differen- tialdiagnose zwischen Diabetes und akuter Streßhyperglykämie. Retrospektive Beurteilung der Stoffwechselgüte 5–8 Wochen (HbA$_1$) bzw. 2–3 Wochen (Fruktosamintest) vor der Blut- entnahme.	Der diagnostische Nutzen ist von der Qualität der Bestim- mungsmethode abhängig. Kontrolle der Ergebnisse der Selbstkontrolle. Entschei- dungshilfe bei der Wahl der langfristigen Therapie.
Immunreaktives Insulin	Prüfung der endogenen Insulin- sekretion (Insulinomdiagnostik) Hochspezialisierte Betreuung bzw. wissenschaftliche Fragestel- lungen.	
C-Peptid (basal, nach Stimulation durch Glukose, Sulfonylharnstoffe oder Glukagon)	Prüfung der basalen und stimu- lierten endogenen Insulinsekre- tion bei insulinierten Diabeti- kern.	
Triglyzeride Gesamtcholesterol HDL-Cholesterol Harnsäure	Erkennung von Risikopatienten (metabolisches Syndrom), Kon- trolle von Hyper- und Dyslipo- proteinämien und Hyperurik- ämien.	
Albumin im Urin	Regelmäßige Kontrolle der Dia- betiker	Früherfassung der diabeti- schen Nephropathie (beson- ders wichtig für IDDM).

in diesem Berichtsband). Daraus wird die Forderung nach einer straffen Stoffwechselführung zur Erreichung einer Normoglykämie abgeleitet, eine leicht formulierbare aber schwierig realisierbare Zielstellung. Während bei Typ-I-Diabetikern dabei die Gefahren von Hypoglykämien drohen, benötigen Typ-II-Diabetiker oft große Insulinmengen (>100 U/Tage), um die Normoglykämie wirklich zu erzwingen. Die daraus resultierende Hyperinsulinämie ist aber wiederum die Ursache (oder Begleiterscheinung) von Atherosklerose, Bluthochdruck, Hypertriglyzeridämie und erniedrigerter HDL-Fraktion und steht damit im Mittelpunkt des metabolischen Syndroms.

Die Gratwanderung in der Diabetestherapie kann nur gelingen, wenn der Arzt verläßliche Laborwerte zur richtigen Zeit erhält und der motivierte Patient mit Selbstkontrolle und guten Kenntnissen über seine Krankheit zur Selbstbehandlung im weitesten Sinn bereit und fähig ist.

Bisher wurden viele Substrat- und Hormonparameter auf die Eignung zur Diagnostik und Verlaufskontrolle des Diabetes mellitus geprüft (Tabelle 1). Während die Messung von Insulin, Glucagon und Adrenalin viel zur Aufklärung der metabolisch-hormonellen Dysregulation beigetragen haben, steht die Glukosebestimmung in Blut und Urin wie vor 70 Jahren in der klinischen Praxis an erster Stelle.

Die Anwendung und der Informationsgehalt der in der Praxis eingesetzten Prüfkomponenten zur Diagnose und Verlaufskontrolle des Diabetes mellitus sind in Tabelle 2 (Fiedler 1987) beschrieben.

Blutglukose

Die Interpretation der Blutglukose erfordert ein gründliches Wissen um die Abhängigkeiten vom Untersuchungsmaterial und den angewendeten Methoden (Fiedler 1984):

1) Blutglukosewerte sind im arteriellen und kapillären Blut höher als im venösen Blut ($5-10\%$ im Nüchternzustand, postprandial gelegentlich $>10\%$). Abhängigkeit der Differenz von Muskelaktivität und erhöhtem Katabolismus (z. B. Fieber, Sepsis).

2) Blutplasma und -serum haben etwa um 10% höhere Glukosekonzentrationen als Vollblut (Abhängigkeit vom Hämatokrit).

3) Wird Blutplasma oder -serum vor der Bestimmung enteiweißt, so findet man um etwa 5% höhere Werte als bei Methoden ohne Enteiweißung (Volumenverdrängungseffekt der Eiweiße).

4) Kapillarblut ist nur bei guter Mikrozirkulation repräsentativ.

5) Während des Belastungstests darf die Art der Blutentnahme nicht verändert werden.

6) Durch die Glykolyse in den Blutzellen (besonders in Leukozyten) wird ständig Glukose aus dem Blutserum eliminiert. Abnahme $10-15\%$ in der

ersten Stunde bei Raumtemperatur; bei hohen Leukozytenzahlen wesentlich mehr. Hemmung der Glykolyse durch Natriumfluorid (2 mg/ml Blut) wird erst nach 1–2 h wirksam, günstiger sind Maleinimid oder Mannitol als Inhibitoren. Optimal ist eine sofortige Hämolyse mit Natriumfluoridzusatz oder Enteiweißung.

Burrin u. Alberti (1990) provozierten sogar die Frage: „What is blood glucose: Can it be measured?"

In den Richtlinien der Bundesärztekammer ist für die Glukosebestimmung ein Tag-zu-Tag Variationskoeffizient (VK) von 5% erlaubt. Dies bedeutet, daß im kritischen Bereich von 6,6 mol/l (120 mg/dl) nur Abweichungen größer als 0,92 mmol/l (16,8 mg/dl) als signifikant erkannt werden können. Damit wird deutlich, daß die Diagnosefindung aus einem gering pathologischen Einzelwert bei Fehlen von Symptomen nicht möglich ist. Zur Bestätigung ist ein zweiter pathologischer Nüchtern- und/oder postprandialer Wert zu fordern. Alle Blutglukosewerte im Grenzbereich müssen durch Wiederholung oder durch Belastungstests (oraler Glukosetoleranztest, oGTT) einer Klärung zugeführt werden.

Die intraindividuelle Schwankung der Blutglukosewerte ist aufgrund der zirkadianen Rhythmik und der Abhängigkeit von Nahrungsaufnahme und Muskelarbeit wesentlich größer als die vieler anderer Parameter. Die biologische Variabilität wird beim Diabetes mellitus durch Dysregulationen weiter gesteigert, wie dies auch bei anderen Laborparametern gefunden wurde (Tabelle 3). Neben den Unterschieden zwischen den 2 Diabetestypen ist die Variabilität der Blutglukose bei Typ-I-Diabetikern außerdem davon abhängig, ob der Patient noch endogenes Insulin produziert. Brichard et al. (1989) haben bei C-Peptid-negativen Patienten (n = 111) einen intraindividuellen VK von 47% gegenüber 31% bei C-Peptid-positiven Diabetikern (n = 98) bei vergleichbaren mittleren Blutglucose- (9,4 ± 2,0 bzw. 9,3 ± 3,3 mmol/l) und HbA$_1$-Werten (7,12 ± 1,06 bzw. 7,30 ± 1,06%) festgestellt. Die Nüchternblutglukose steigt

Tabelle 3. Biologische intraindividuelle Variabilität und statistische signifikante Differenz D (% des Erstwertes) bei Typ-I-Diabetikern (n = 27) und Nichtdiabetikern (n = 34). (Mod. nach Hölzel 1987)

Analyt	Nichtdiabetiker	Diabetiker	
	CV %	CV %	Differenz D
Natrium	0,5	1,1	3,7
Kalium	3,6	5,6	17
Albumin	2,4	3,5	12
Creatinin	2,7	6,2	20
Cholesterol	4,5	7,3	24
Triglyceride	18,4	20,9	38
Hämoglobin	2,6	3,7	12
Glukose		19,1 ♂	
		23,3 ♀	

mit dem Alter um 0,05 mmol/l pro Dekade an, die postprandialen Werte (1–2 h nach der Mahlzeit) erhöhen sich um 0,38–0,72 mmol/l pro Dekade. Allein durch diese Verschiebungen der Glukosewerte mit zunehmendem Alter werden die von der WHO festgelegten starren Grenzen für die Einordnung als Diabetiker nur selten erreicht, aber in einigen Fällen ergibt sich eine gestörte Glukosetoleranz. Wenn auch die Verschlechterung der Glukosetoleranz mit dem Lebensalter für die Diagnosestellung nicht berücksichtigt wird, sollten diese Kenntnisse in die Beurteilung von Blutglukosekontrollen bei alten Menschen einbezogen werden.

Besonders wichtig für die Interpretation der Blutglukosewerte ist die Unterscheidung zwischen dem Nüchternzustand und der postprandialen bzw. zufälligen Blutentnahme. Selbst wenn die Blutentnahme genau 1 h nach einer Mahlzeit vorgenommen würde, ergeben sich differierende Blutglukosekonzentrationen infolge des Kohlenhydratgehaltes der Nahrung, der Resorptionsgeschwindigkeit im Magen-Darm-Trakt, der Muskelaktivität, des Streßzustandes und anderer Einflußgrößen. Der Nachweis einer erstaunlich gut reproduzierbaren zirkadianen Rhythmik bei 308 NIDDM ohne Insulinbehandlung scheint uns wichtig (Abb. 1). Der höchste postprandiale Wert ist meist nach dem ersten Frühstück und der zweithöchste nach dem Abendbrot.

Uringlukose

Der qualitative Nachweis der Uringlukose ist mit vielen Fehlerquellen behaftet. Bei der hohen Empfindlichkeit vieler Teststreifen wird oft bereits die physiologische Glukosurie (<1,5 mmol/l) angezeigt. Durch reduzierende oder stark saure (Ketonkörper) Substanzen werden falsch negative, durch oxidierende Reinigungsmittel falsch positive Nachweise hervorgerufen. Die quantitative Bestimmung der Uringlukose ist mit den modernen analytischen Metho-

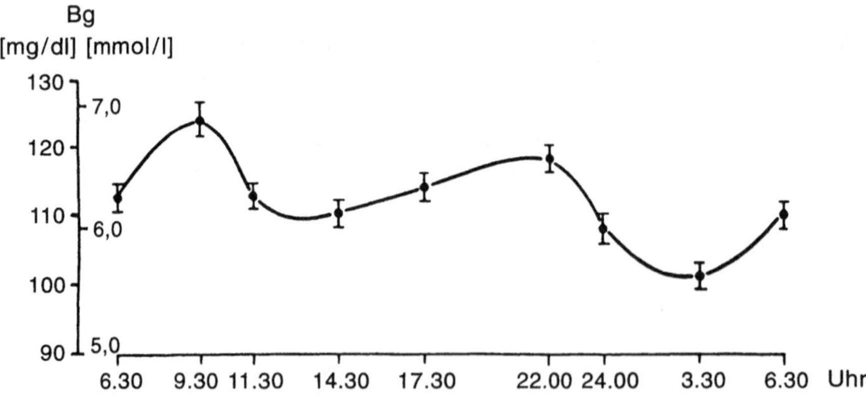

Abb. 1. Zirkadianer Rhythmus der Blutglukose (*BG*, Mittelwert + SD) bei Typ-2-Diabetikern (n = 306), die mit Diät allein oder mit Diät und oralen Antidiabetika behandelt wurden. (Fiedler u. Bruns 1987)

den zuverlässig möglich. Die klinische Validität der Ergebnisse wird von der Kenntnis über die individuelle Nierenschwelle (maximale tubuläre Rückresorptionskapazität) der Glukose bestimmt. Diese Schwelle ist bei Schwangeren, Diabetes renalis und tubulären Schäden herabgesetzt, während im höheren Lebensalter und bei diabetischer Nephropathie die Schwelle erhöht sein kann. Durch parallele Messungen von Glukose im Blut und Urin muß der Arzt prüfen, ob die Stoffwechselkontrolle durch Nachweis oder Messung der Uringlukose sinnvoll ist.

Ketonkörper

Die qualitativen Nachweise der Ketonkörper im Urin haben bei Typ-I-Diabetikern ihre Bedeutung behalten. Bei gleichzeitiger Glukosurie spricht die Ketonurie für einen dekompensierten Stoffwechsel, während das „Hungerazeton" im Glukosemangel (Fasten, Hypoglykämie) gefunden wird. Wegen der Neigung zur Ketoazidose sollten schwangere Typ-I-Diabetikerinnen täglich eine Prüfung vornehmen.

Insulin und C-Peptid

Trotz hochgesteckter Erwartungen aufgrund der Forschungsergebnisse sind in der Praxis nur wenige Anwendungsgebiete übriggeblieben (Tabelle 2). Die Insulinbestimmung ist für die Insulinomdiagnostik unentbehrlich, wobei ein offenes Problem die Miterfassung des intakten bzw. der gespaltenen Proinsuline ist.

Prüfungen der B-Zell-Funktion (Residualsynthesekapazität bei IDDM) werden mit der C-Peptidbestimmung vorgenommen, da Immunoassays endogenes und exogenes Insulin nicht unterscheiden können und außerdem die Leber große, aber variable Anteile des pankreatischen Insulins abfängt.

Glykierte Proteine

Glukose wird über die Karbonylgruppe mit freien Aminogruppen der Proteine reversibel zu einer labilen Aldiminverbindung (Schiffsche Base) verknüpft. In einem langsamen (12–20 h) Prozeß wird durch eine sogenannte Amadori-Umlagerung ein stabiles Ketoamin („Fruktosamin") gebildet, das erst nach Zerstörung des Proteinmoleküls wieder verschwindet. Der Glykierungsgrad der Eiweiße ist einerseits von deren Struktur (Zahl und Lage der glykierbaren Aminogruppen) und Lebensdauer und andererseits von der Konzentration der Glukose bzw. Glukosemetaboliten abhängig. Kurzfristige Änderungen der Glukosekonzentration (z. B. bei einem Glukosetoleranztest) werden nicht wirksam, weil die Amadori-Umlagerung langsamer als die Spaltung der labi-

len Aldiminverbindung abläuft. Durch die Glykierung werden die physikochemischen und die biologischen Eigenschaften vieler Proteine verändert, so daß
einerseits eine Separation der Verbindungen vor der Analyse möglich ist und
andererseits pathobiochemische Spätschäden durch die Glykierung verursacht
werden.

Glykiertes Hämoglobin (HbA$_1$ und HbA$_{1c}$)

Bereits 1958 wurde durch Ionenaustauschchromatographie von Hämoglobin
eine schnell wandernde Fraktion („fast hemoglobin") abgetrennt und später
als HbA$_1$ bezeichnet. Die von der Hauptfraktion (HbA$_0$) abgetrennte schnell
wandernde Fraktion HbA$_1$ kann bei langsamer Chromatographie in Makrosäulen in die Subfraktionen HbA$_{1a1}$, HbA$_{1a2}$, HbA$_{1b}$, HbA$_{1c}$ aufgetrennt
werden (Abb. 2). Die vom Labor übermittelten Daten müssen für den Arzt
erkennen lassen, ob HbA$_1$ oder HbA$_{1c}$ bestimmt worden ist, die Unterschiede
können bis zu 2% betragen (Tabelle 4).

Andere Techniken erfassen sämtliche glykierten Hämoglobine (GHb),
auch solche ohne physikochemische Veränderungen. Während die photometrische Bestimmung über das aus der Ketoaminverbindung abgespaltene
5-Hydroxymethylfurfural wieder verlassen wurde, gewinnt die Affinitätschromatographie an Aminophenolboronatagarose zunehmend Bedeutung.

Die Verwendung von Einmalgebrauchssäulen ergibt einen niedrigeren Variationskoeffizient als die Wiederverwendung von Mehrfachsäulen (Tabelle 5).
Da auch in der früher als unverändert angesehenen Hauptfraktion HbA$_0$
Ketoamine enthalten sind (Tabelle 6), sind die Werte des GHb i. allg. höher als

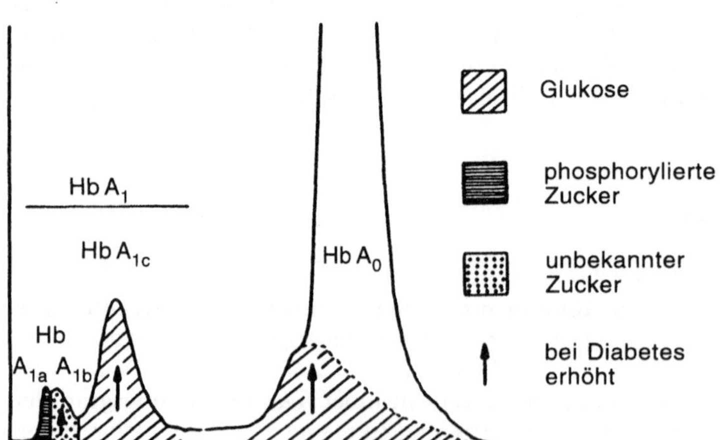

Abb. 2. Auftrennung eines Hämolysats mittels Ionenaustauschchromatographie. Nomenklatur und Struktur der an das Hämoglobin gebundenen Zucker. HbF erhöht, andere
Hb-Varianten erniedrigen HbA$_{1c}$, karbamyliertes Hb (Urämie) steigert HbA$_{1a+b}$. (Flückiger u. Berger 1986)

Tabelle 4. Beziehung zwischen HbA_1 und HbA_{1c}. (Mod. nach Flückiger u. Berger 1986)

Glykämie	HbA_{1c} [%]	HbA_{1a+1b} [%]	HbA_1 [%]
Normoglykämie	5	2	7
Mäßige Hyperglykämie	7,5	2,5	10
Starke Hyperglykämie	10	3	13

$$HbA_{1a+1b} = 0,2\,HbA_{1c} + 1,18$$

Tabelle 5. Variationskoeffizienten der zehnmaligen Wiederholung der Affinitätschromatographie von 2 Hämolysaten zur Bestimmung von GHb mit einer Einmalgebrauchssäule (biolab Deutschland, Hürth) bzw. eine Zehnfachgebrauchssäule (Merck, Darmstadt)

2 Proben wurden 10mal in Serie untersucht	10 Säulen einmalig verwendet	1 Säule 10fach verwendet
Nichtdiabetiker		
$\bar{X}$ (%)	4,98	4,99
VK (%)	3,80	6,80
Diabetiker		
$\bar{X}$ (%)	9,63	8,50
VK (%)	1,96	3,40

Tabelle 6. Analyse der Hämoglobinfraktionen eines Diabetikers. (Mod. nach Flückiger et al. 1984)

Fraktion	Chromatographie	
	Ionenaustausch % des Gesamt-Hb	Boronat-Affinität % gebunden in jeder Fraktion
Hämolysat		28
HbA_{1a1}	0,3	42
HbA_{1a2}	0,6	40
HbA_{1b}	1,2	84
HbA_{1c}	16	93
HbA_o	81,9	16,6

die HbA_1-Ergebnisse. Die Affinitätschromatographie hat außerdem den Vorteil, daß Störungen durch Hämoglobinvarianten (HbS, HbC, HbF) und durch karbamyliertes Hämoglobin (bei Niereninsuffizienz) entfallen. Unabhängig von der Methodik werden jedoch die üblichen Beziehungen des GHb zur Stoffwechselsituation aufgehoben, wenn die Überlebenszeit der Erythrozyten verändert ist (hämolytische Anämie, akute oder chronische Blutverluste). Yudkin et al. (1990) haben darauf verwiesen, daß bei Nichtdiabetikern kein Zusammenhang zwischen der Nüchternblutglukose und dem Glykierungsgrad zu erkennen war, wenn man nicht die methodenabhängigen Absolutwerte, sondern die Perzentilenbereiche miteinander vergleicht. Aus bisher unbekannten Gründen gibt es offenbar Individuen mit einem höheren bzw. niedrigeren Glykierungsgrad oder anders ausgedrückt „Responder" und „Nonresponder".

Es gibt bisher keine Referenzmethode und kein verbindliches Kalibrationsmaterial für HbA_1, HbA_{1c} bzw. für das glykierte Hämoglobin. Da die einzelnen Methoden unterschiedliche Moleküle und Strukturen erfassen, ist eine Übereinstimmung zwischen den Laboratorien nicht möglich. Der Arzt muß also eine Abstimmung mit seinem Labor über den eigenen Referenzbereich vornehmen und auswärts erhobene Befunde anhand der verwendeten Methodik zu interpretieren versuchen. Die Präzisionsforderungen müssen gewährleisten, daß Änderungen von 1% HbA_{1c} (entsprechend etwa einer Differenz von 1,5 mmol/l mittlere Blutglukose) erkannt werden. Dies bedeutet, daß der Tag-zu-Tag-Variationskoeffizient für GHb unter 5% liegen muß.

Es ist außerdem leicht verständlich, daß die wechselseitigen Beziehungen zwischen den Kontrollgrößen Glukose, GHb und Fruktosamin nur bei vergleichbarer Impräzision einen biologischen Sinn ergeben.

10 Jahre nach der chemischen Entdeckung des HbA_1 wurde der Zusammenhang des HbA_1 mit der Blutglukosekonzentration erstmalig beschrieben. Ungezählte wissenschaftliche Publikationen haben diese Beziehungen immer wieder beschrieben, wobei aber oft gleichzeitig auf Diskrepanzen aufmerksam gemacht wurde. Alle kurzfristigen Verbesserungen oder Verschlechterungen der Stoffwechselsituation müssen die Korrelationen zwischen der aktuellen Blutglukose und dem HbA_1 verschlechtern, dessen Wert sich aus einer 6–8 Wochen zurückliegenden Situation ergibt. Die Korrelationen zur postprandialen Blutglukose waren bei NIDDM wesentlich straffer als zur Nüchternglukose bei IDDM. Blutglukose-Einzelwerte korrelierten schlechter als die Mittelwerte aus mehreren Messungen (McCance et al. 1988). Auch für die Überprüfung der Selbstkontrolle mittels Blutzuckerbestimmungen sind die HbA_1-Werte geeignet, wobei die affinitätschromatographische Bestimmung des GHb einen engeren Zusammenhang als das HbA_{1c} herstellt (Abb. 3). Die GHb-Werte sind unabhängig von der Compliance der Patienten. Bewußte Manipulierungen der Blutglukosewerte vor einem Arztbesuch werden durch die GHb aufgedeckt, wenn ein Laborfehler eindeutig ausgeschlossen werden kann. Natürlich darf man nicht vergessen, daß die Hypoglykämie als andere gefährliche Schädigungsmöglichkeit durch die Messung der integrativen Mittellage des Blutzuckers nicht erkannt werden kann. Die Vor- und Nachteile der GHb-/HbA_1-Bestimmung bei IDDM und NIDDM sind in Tabelle 7 zusammengefaßt.

Glykierte Serumproteine – Fruktosamintest

Nach Aufklärung der Reaktionen zwischen Glukose und Hämoglobin war es logisch, auch andere Eiweiße daraufhin zu überprüfen. Für eine kurzfristigere

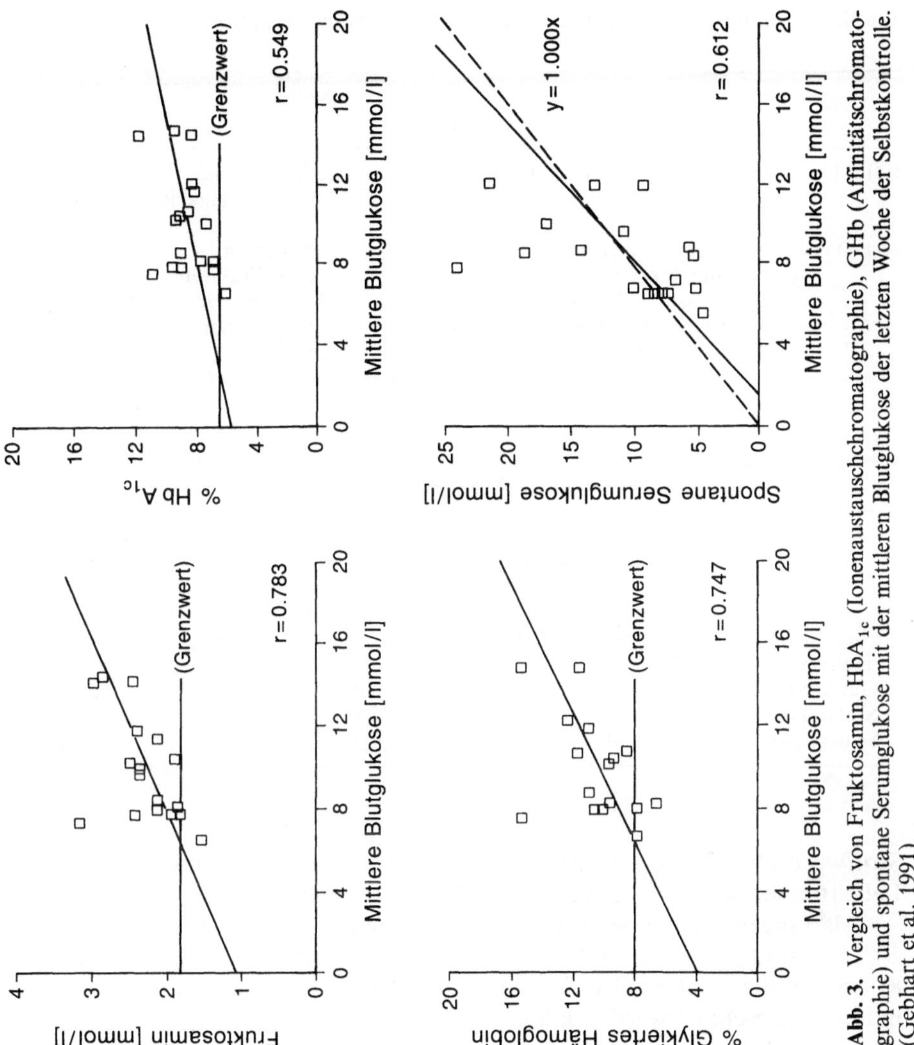

Abb. 3. Vergleich von Fruktosamin, HbA$_{1c}$ (Ionenaustauschchromatographie), GHb (Affinitätschromatographie) und spontane Serumglukose mit der mittleren Blutglukose der letzten Woche der Selbstkontrolle. (Gebhart et al. 1991)

Tabelle 7. Einsatz des glykierten Hämoglobins für die Verlaufskontrolle des Diabetes mellitus

	Vorteile relativ zur Nüchternblutglukose	Nachteile
IDDM	Höhere Zuverlässigkeit zur Einschätzung der mittleren Glykämie	Methoden- und Laborabhängigkeit
NIDDM	Verläßlichkeit mit Nüchternblutglukose vergleichbar Keine Nüchternzeit notwendig Keine Manipulierung durch Ernährung möglich	Störfaktoren labile Fraktion Überlebenszeit der Erythrozyten Hämoglobinvarianten teuer

Tabelle 8. Prozentualer Glykierungsgrad von Fibrinogen, Albumin und Hämoglobin im Vergleich zur Nüchternplasmaglukose. (Mod. nach Ardawi et al. 1990)

	n	Nüchternplasmaglukose [mmol/l]	Glykiertes Fibrinogen [%]	Glykiertes Albumin [%]	Glykiertes Hämoglobin [%]
Nichtdiabetiker	96	$4,9 \pm 0,8$	$4,7 \pm 1,3$	$2,0 \pm 0,5$	$6,4 \pm 1,2$
Diabetiker					
Gut kontrolliert	12	$7,1 \pm 0,5$	$7,8 \pm 1,4$	$3,6 \pm 1,3$	$10,5 \pm 1,8$
Mäßig kontrolliert	10	$8,7 \pm 0,5$	$8,5 \pm 1,9$	$3,7 \pm 1,1$	$11,6 \pm 2,7$
Schlecht kontrolliert	14	$16,3 \pm 4,8$	$13,6 \pm 3,2$	$5,7 \pm 1,2$	$19,2 \pm 4,1$

Stoffwechselkontrolle wurde nach Eiweißen mit kürzerer Halbwertszeit als die Lebensdauer des Erythrozytenhämoglobins gesucht.

Als Einzelproteine des Blutplasmas wurden Albumin (Halbwertszeit 17–20 Tage) und Fibrinogen (Halbwertszeit 4 Tage) in Betracht gezogen (Tabelle 8), so daß die mittlere Glykämielage 10–14 bzw. 4–6 Tage vor der Blutentnahme eingeschätzt werden kann.

Da beide Proteine nur mit zeitaufwendigen Verfahren bestimmt werden können, hat der einfachere und automatisierbare Fruktosamintest ihnen den Rang abgelaufen. In dem Namen des Tests kommt zum Ausdruck, daß glykierte Proteine mit einer Fruktosaminstruktur in stark alkalischem Milieu ein Chromogen (Tetrazoliumchlorid) zu einer gefärbten Verbindung (Formazan) reduzieren (Abb. 4). Durch Überarbeitung (Boehringer, Hoffmann La Roche) des Tests (Zusatz von Tensiden und Urikase) wurden die Störungen durch Lipide und Harnsäure beseitigt. Außerdem wurde mit einem natürlichen Substrat kalibriert, wodurch eine gute Übereinstimmung mit dem gold standard der Furosin-HPLC-Methode erreicht wurde. Die für HbA_1 bekannten Störungen bei Vorliegen von Hämoglobinvarianten oder veränderter Erythrozytenkinetik entfallen. Dieser billige Assay ist gut reproduzierbar, der Variationskoeffizient (Tag-zu-Tag) liegt zwischen 2 und 4%. Kritisch ist jedoch die

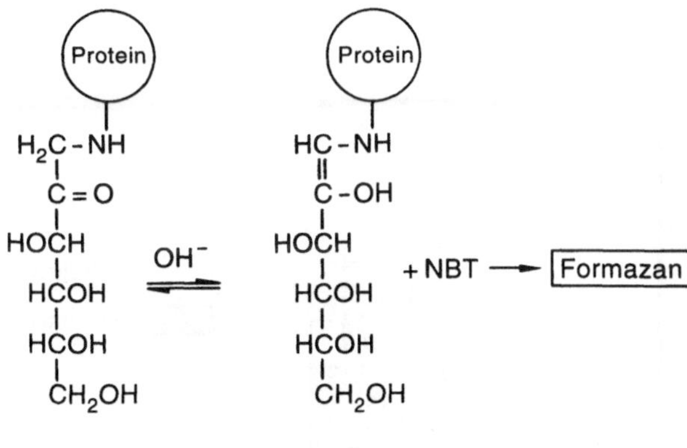

Abb. 4. Schema des Reaktionsablaufes beim Fruktosamintest (*NBT* Nitroblautetrazoliumchlorid)

Spezifität des Verfahrens. Während HbA_1 oder glykiertes Albumin bei mäßig eingestellten Diabetikern auf das 2–2,5fache ansteigen, bleibt die Steigerung der Fruktosaminwerte weit darunter. Differenzmessungen vor und nach Entfernung der Ketoaminverbindungen haben gezeigt, daß bis zu 50% der Reduktionskapazität nicht durch Ketoamine verursacht wird. Der Fruktosamintest wird von der Konzentration (Beachtung der Körperposition und der venösen Stauung bei der Blutentnahme!) und der Zusammensetzung der Serumeiweiße beeinflußt (Flückiger et al. 1987). Deshalb wird die Bildung eines Fruktosamin-Protein-Quotienten oder die Normierung auf 72 g/l Gesamteiweiß oder 44 g/l Albumin empfohlen. Dysproteinämien und Störeinflüsse durch Niereninsuffizienz können aber dadurch nicht ausgeglichen werden. Der Referenzbereich von 20–60jährigen Nichtdiabetikern liegt mit der neuen Methode zwischen 203 und 285 µmol/l und wird durch Normierung auf 72 g/l Gesamteiweiß nur unwesentlich verändert (Abb. 5).

Die Indikationen für den Fruktosamintest sind trotz der ökonomischen Vorteile gegenüber dem HbA_1 eingeschränkt.

Indikationen für den Fruktosamintest:

- Kontrolle einer Intensivbehandlung,
- Patienten mit Hämoglobinvarianten oder veränderter Lebenszeit der Erythrozyten,
- engmaschige Kontrolle in der Schwangerschaft,
- billige Möglichkeit in Kleinlaboratorien ohne Möglichkeiten zur Bestimmung von HbA_1 oder GHb.

Der Test ist nur sinnvoll, wenn eine kurzfristige retrospektive Überprüfung, wie in der Schwangerschaft oder bei schneller Änderung der Stoffwechseleinstellung, notwendig ist. Die gleichzeitige Bestimmung von HbA_1 und Fruktosamin erfaßt unterschiedliche retrospektive Zeiträume (8 bzw. 2 Wochen), so

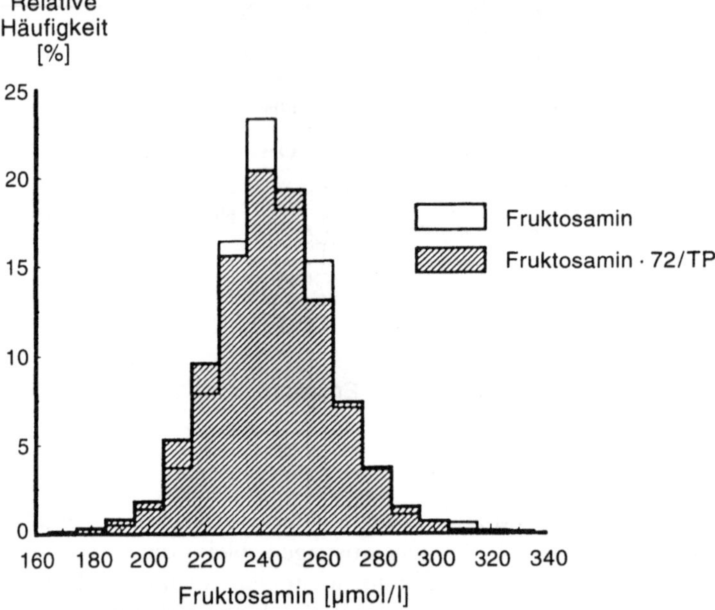

Abb. 5. Histogramm der Fruktosaminwerte ohne und mit Bezug zum Gesamtprotein (*TP*), n = 1047. (Henny et al. 1992)

daß aus dem Verhältnis der beiden Größen mittels des Glykierungsquotienten

$$\text{Glyc-Q} = \frac{\text{Fruktosamin (µmol/l)} \cdot 2{,}2}{\text{HbA}_{1c}\ (\%)}$$

auf Stabilität (Glyc-Q $\sim$ 100), auf Dekompensationen (Glyc-Q $>$ 120) oder Rekompensation (Glyc-Q $<$ 80) geschlossen werden kann (Henrichs 1990; MacRury et al. 1991). Der tatsächliche Nutzen für die diabetologische Praxis muß allerdings noch bewiesen werden (Windeler u. Köbberling 1990).

Die glykierten Eiweiße wurden auch als Indikatoren für die Diagnostik des Diabetes mellitus geprüft. Die Ergebnisse vieler Studien sind in Abhängigkeit vom Studiendesign und von der Prävalenz unterschiedlich ausgefallen. In Tabelle 9 scheint der derzeitige Erkenntnisstand dargestellt. Fruktosamin ist offenbar ungeeignet. HbA$_1$ kann bei manifesten Diabetikern anderweitig erhobene (Blutglukose, Symptome) Befunde stützen oder ablehnen, bei der gestörten Glukosetoleranz scheint auch dieser Parameter zu versagen (Shima et al. 1989).

Eine neuentdeckte Hyperglykämie beim Postaggressionssyndrom kann mittels GHb geprüft werden, ob bereits seit längerer Zeit eine diabetische Hyperglykämie oder nur eine reversible Streßhyperglykämie vorlag. Auch in der Pathologie und Gerichtsmedizin können die glykierten Proteine für retrospektive Entscheidungen nützlich sein.

Tabelle 9. Sensitivität und Spezifität von HbA_{1c}, glykiertem Albumin und Fruktosamin zur Diagnostik des Diabetes mellitus und der gestörten Glukosetoleranz (IGT). (Shima et al. 1989)

	IGT Sensitivität	Diabetes mellitus	
		Sensitivität	Spezifität
HbA_{1c}	8,9	92	96
Glykiertes Albumin	13	81	96
Fruktosamin	2,4	53	97

Stoffwechselselbstkontrolle

Die Selbstkontrolle ist trotz aller technischen Erleichterungen für den Patienten eine belastende Maßnahme, die Motivation und Schulung bei gutem Intelligenzgrad voraussetzt. In erster Linie muß der Typ-I-Diabetiker dafür gewonnen werden. Er sollte nach intensiver Schulung in der Lage sein, Änderungen seiner Therapie (Insulindosis) vorzunehmen. Aus der großen Zahl der Typ-II-Diabetiker werden für die Selbstkontrolle die jüngeren (< 65 Jahre) mit Insulin oder Sulfonylharnstoffen behandelten Patienten ausgewählt. Bei insulinspritzenden Diabetikern müssen (neben der Nüchternblutglukose) die Hyperglykämiephasen (1 h postprandial, am späten Nachmittag 16.00–18.00 Uhr und evtl. zwischen 20.00 und 21.00 Uhr) erfaßt werden. Auch bei straffer Stoffwechselführung sind Hypoglykämien soweit wie möglich auszuschalten, besondere Gefährdung besteht in den frühen Nachmittagsstunden (13.30–15.00 Uhr), in den Nachtstunden zwischen 24.00 und 2.00 Uhr und gelegentlich vormittags zwischen 8.30 und 9.30 Uhr. Diese Termine gelten natürlich nur, wenn sie zum üblichen Tages- und Behandlungsablauf des Patienten passen.

Die Aufzeichnungen bzw. computergespeicherten Daten müssen bei den Arztbesuchen gründlich ausgewertet, besprochen und in Handlungsanweisungen umgesetzt werden, sonst ist die Motivation des Patienten schnell verschwunden. Der Arzt muß sich in Abständen durch Paralleluntersuchungen im Labor von der Richtigkeit und Reproduzierbarkeit der selbsterhobenen Ergebnisse überzeugen. Bei der praktischen Anwendung der Teststreifendensitometermethode außerhalb des Labors ist mit Variationskoeffizienten bis 10% zu rechnen, d. h. ein Wert von 5,0 mmol/l kann zwischen 4 und 6 mmol/l liegen.

Ambulante Stoffwechselkontrolle

Die Untersuchungshäufigkeit ist vom Diabetestyp, der Behandlungs- und Lebensform des Patienten und von der Zuverlässigkeit seiner Selbstkontrolle abhängig.

Faktoren und Zielstellungen für die Festlegung der ambulanten Kontrolltermine:

Diabetes mellitus

Typ I	Typ II
stabil/labil	Alter
	Begleitkrankheiten/Metabol. Syndrom
Art des Insulins	Diät/Tabletten/Insulin
	Tagesablauf
	Compliance/Kooperation
	Selbstkontrolle
	Urin und/oder Blutglukose
Erfassung von Hypoglykämien	Erfassung von Dekompensationen
oder Dekompensationen	oder Begleitkrankheiten

Aus diesen allgemeinen Betrachtungen resultiert der in Tabelle 10 dargestellte Vorschlag. In Europa gehören etwa 90% der Diabetiker zum Typ II, der sich zwanglos in das Syndrom X von Reaven (1988) bzw. in das metabolische Syndrom einordnen läßt. Insulinresistenz, Glukoseintoleranz (Diabetes) und Hyperinsulinämie führen zu bzw. werden beeinflußt von Bluthochdruck, zentraler (androider) Adipositas, vermindertem HDL-Cholesterol sowie erhöhtem VLDL-Triglyzerid und führen zu Makroangiopathie (Atherosklerose), koronarer Herzkrankheit sowie peripherer und zerebraler Verschlußkrankheit. Eine Beschränkung auf Blutglukose und HbA_1 als Indikatoren für Stoffwechselveränderungen würde bedeuten, daß die übrigen (vielleicht noch wichtigeren) Risikofaktoren übersehen oder zu wenig berücksichtigt werden. Deshalb sollte bei jeder ärztlichen Visite der gesamte Mensch untersucht und behandelt werden. Körpergewicht und Blutdruck haben trotz der Einfachheit ihrer Untersuchung einen hohen prädiktiven Wert.

Wegen der inversen Korrelation zwischen Nüchternblutglukose (bzw. HbA_1) und HDL-Cholesterol sollte bei deutlicher Hyperglykämie immer das HDL-Cholesterol bestimmt werden, selbst wenn das Gesamtcholesterol nicht erhöht ist. Die Korrelation der Serumtriglyzeride zur Makroangiopathie ist bei Diabetikern straffer als bei Nichtdiabetikern. Bei älteren Diabetikern ist eine Normoglykämie nur bedingt anzustreben, da eine intensive Insulinbehandlung vielleicht den Risikofaktor Hyperinsulinämie noch verstärkt.

Zur Untersuchung auf Mikroalbuminurie als wichtigen Indikator für eine beginnende Nephropathie bzw. allgemeine endotheliale arterielle Störungen sei auf die ausführliche Darstellung von Hasslacher in diesem Berichtsband hingewiesen.

Tabelle 10. Orientierende Empfehlungen für ambulante Untersuchungsintervalle bei Diabetikern. Grundsätzlich muß das hier empfohlene Raster enger gestaltet werden, wenn die Werte entsprechender Parameter ungünstig ausgefallen sind

Parameter/Test	IDDM	NIDDM		
		Insulin	Sulfonylharnstoffe	Diät
Blutglukose[a] (postprandial oder nüchtern)	1 Monat	1–2 Monate	3 Monate	4 Monate
Uringlukose[a] (qualitativ/ quantitativ)	1 Monat (quantitativ)	1–2 Monate (quantitativ)	3 Monate[b] (qualitativ)	4 Monate[b] (qualitativ)
Glykiertes Hb (HbA$_1$) und/oder Fruktosamin	3 Monate	3 Monate	6 Monate	6 Monate– 1 Jahr
Lipoproteine	1 Jahr	1 Jahr	1 Jahr	1 Jahr
Mikroalbuminurie[c]	6 Monate	6 Monate	1/2 Jahr–1 Jahr	1 Jahr
Körpergewicht[d]	6 Monate	3 Monate	3 Monate	3 Monate
Blutdruck	6 Monate	3 Monate	3 Monate	3 Monate

[a] Die Selbstkontrolle der Blutglukose und Uringlukose bei IDDM und insulinbehandelten NIDDM muß in Abhängigkeit von Stoffwechseltyp und der Güte der erreichten Stoffwechseleinstellung sowie Compliance zwischen Patient und Arzt viel häufiger (wöchentlich bis mehrfach täglich) durchgeführt werden. Zu den angebenen Zeitpunkten ambulante Kontrolle (Ergebnisvergleich) der Selbstkontrollwerte.
[b] Für nicht insulinbehandelte NIDDM trifft die Forderung zu, mehrmals oder täglich mit Teststreifen auf Glukosurie prüfen. In Abhängigkeit vom Ergebnis Diät verändern.
[c] Die Mikroalbuminuntersuchung wird bei IDDM frühestens nach 5jähriger Diabetesdauer, bei NIDDM jedoch evtl. früher relevant. Die Werte sind bei Infektionen der Harnwege, bei Stoffwechseldekompensationen und nach physischer Belastung nicht verwertbar bzw. die Untersuchung muß außerhalb solcher Bedingungen wiederholt werden.
[d] Bei Übergewicht und entsprechenden diätetischen Maßnahmen gelten kürzere Intervalle.

Literatur

Ardawi MSM, Nasrat HN, Mira SA, Fatani HH (1990) Comparison of glycosylated fibrinogen, albumin and hemoglobin as indices of blood glucose control in diabetic patients. Diabet Med 7:819–824
Brichard SM, van den Abbeele E, Ketelslegers JM, Lambert AE (1989) Home blood glucose monitoring, glycosylated hemoglobin and fructosamine: Their relationships in diabetic patients with and without residual C-peptide secretion. Diab Metab 15:388–393
Burrin JM, Alberti KGMM (1990) What is blood glucose: Can it be measured? Diabet Med 7:199–206
Fiedler H (1984) Praktische Probleme der Diagnostik und Verlaufskontrolle des Diabetes mellitus. Z med Labor-Diagn 25:233–236
Fiedler H (1987) Vorschläge für ein Stufenprogramm zur Diagnostik des Diabetes mellitus. Z klin Med 42:751–754
Fiedler H, Bruns W (1987) Pathogenesis, diagnosis and follow-up of non-insulin-dependent diabetes mellitus. In: Medical Laboratory Diagnostics in Health Care. Herausgeber: Forschungsinstitut für Medizinische Diagnostik, Dresden, S 259–273

Flückiger R, Woodtli T, Berger W (1984) Quantitation of glycosylated hemoglobin by boronate affinity chromatography. Diabetes 33:73–76

Flückiger R, Berger W (1986) Assessment of long-term glycemia: Nonenzymatic protein glycosylation. Progr clin Biochem Med 3:14–19

Flückiger R, Woodtli T, Berger W (1987) Evaluation of the fructosamine test for the measurement of plasma protein glycation. Diabetologia 30:648–652

Gebhart SSP, Wheaton RN, Mullins RE, Austin GE (1991) A comparison of home glucose monitoring with determinations of hemoglobin A_{1c}, total glycated hemoglobin, fructosamine and random serum glucose in diabetic patients. Ann Intern Med 151:1133–1137

Henny J, Schiele F, Kruse-Jarres JD et al. (1992) Determination of reference values for a colorimetric fructosamine assay. Klin Lab 38:153–160

Henrichs HR (1990) Diagnostik der diabetischen metabolischen Situation mit Hilfe der Fructosamin- (und HbA_{1c}-)Bestimmung. Der Glykierungsquotient Glyc-Q, das Glykierungsnomogramm. Wien klin Wschr 102 (Suppl 180):64–69

Hölzel WGE (1987) Intra-individual variation of some analytes in serum of patients with insulin-dependent diabetes mellitus. Clin Chem 33:57–61

MacRury SM, Kilpatrick ES, Paterson KR, Dominiczak MH (1991) Serum fructosamine/haemoglobin A_1 ratio predicts the future changes in haemoglobin A_1 in type 2 diabetic patients. Clin Chim Acta 199:51–58

McCance DR, Ritchie CM, Kennedy L (1988) Is HbA_1 measurement superfluous in NIDDM? Diabetic Care 11:512–514

Reaven GM (1988) Role of insulin resistance in human disease. Diabetes 37:1595–1607

Shima K, Abe F, Chikakiyo H, Ito N (1989) The relative value of glycated albumin, hemoglobin A_{1c} and fructosamine when screening for diabetes mellitus. Diabetes Res Clin Pract 7:243–250

Windeler J, Köbberling J (1990) The fructosamine assay in diagnosis and control of diabetes mellitus. Scientific evidence for its clinical usefulness? J Clin Chem Clin Biochem 28:129–138

Yudkin JS, Forrest RD, Jackson CA, Ryle AJ, Davie S, Gould BJ (1990) Unexplained variability of glycated haemoglobin in non-diabetic subjects not related to glycaemia. Diabetologia 33:208–215

Diskussion

N.N.:

Ein vieldiskutierter Punkt zwischen Labor und Klinik, v. a. wenn das Labor die Blutzuckerwerte kapillar abnimmt, ist der Zeitpunkt des Tagesprofils, d. h. die Uhrzeit beim stationär aufgenommenen Diabetiker. Wie gehen Sie da vor? Also welche Zeit haben Sie, 7.00 Uhr, 11.00 Uhr, 15.00 Uhr, 20.00 Uhr obligat oder nicht, 22.00 Uhr obligat oder nicht?

Fiedler:

Den Labormitarbeitern wäre es natürlich lieber, wenn wir genaue Vorgaben hätten, dann könnten wir Trupps zusammenstellen, die ausschwärmen. Ich versuche immer klarzumachen, daß das natürlich ganz wesentlich davon abhängt, ob man um 11.00 Uhr geht, z. B. wenn der Patient sein Mittagessen bekommt. Eigentlich müßte die Station ihre Termine, ausgehend von dem Lebensrhythmus ihrer Patienten, vorgeben. Wenn das gut organisiert ist und der Patient wirklich sicher sein kann, daß er um 12.00 Uhr sein Mittagessen bekommt, kann man solche festen Termine machen. Wir haben auch 7.00 Uhr als Nüchternwert, und in den meisten Fällen sind sie da noch nüchtern, 11.00 Uhr, 15.00 Uhr, 17.00 Uhr und dann noch mal 21.00 Uhr. Bei Patienten, bei denen der Verdacht auf nächtliche Hypoglykämien existiert, wird i. allg. um 2.30 Uhr bzw. 3.00 Uhr nochmals Blut abgenommen.

Hasslacher:
Herr Fiedler, in einem Punkt muß ich Ihnen ganz heftig widersprechen, und zwar in der Frequenz der Bestimmung des Körpergewichts und des Blutdrucks bei den Typ-II- und bei den Typ-I-Diabetikern. Das alle 6 Monate oder einmal im Jahr zu machen, ist ungünstig. Wir bestellen die Patienten, die übergewichtig sind, wenn diätetische Schulungen gemacht werden, in 14tägigen Abständen ein, um den Erfolg zu kontrollieren, daß das Körpergewicht runtergeht. Auch bei einem Hypertoniker oder auch einem Nichthypertoniker mit Typ-II-Diabetes muß man alle 6 Wochen den Blutdruck kontrollieren.

Fiedler:
Sie würden auch bei einem Typ II, der keinen Hypertonus hat, regelmäßige Kontrollen durchführen? Ich war vom Typ-II-Diabetiker ohne Hypertonus ausgegangen; selbstverständlich, wenn ein Hypertonus vorliegt, dann muß ich öfter untersuchen. Aber wenn er keinen hat, ist anzunehmen, daß in so kurzer Zeit sich nichts Wesentliches verändert.

Hasslacher:
Wenn Sie das Messen dann einmal vergessen, dann kontrollieren Sie nur einmal im Jahr auch bei dem, der keinen Hypertonus hat. Wir messen grundsätzlich, und das sollte also auch in der Allgemeinpraxis sein, bei jedem Arztbesuch den Blutdruck mit, da es unwahrscheinlich schwierig ist, Normwerte für den Blutdruck festzulegen. Gerade bei der Mikroalbuminurie steigt der Blutdruck im sog. Normbereich an, d. h. bei einem Patienten, der lange Jahre Blutdruckwerte von 120/80 hatte und der jetzt plötzlich reproduzierbar 130/85 oder 90 hat, ist das ein Blutdruckanstieg, den Sie nur erfassen können, wenn Sie – wie gesagt – häufig messen.

Hepp:
Danke! Haben Sie Erfahrungen mit Schnelltests für HbA_1 oder HbA_{1c}? Da gibt es ja jetzt neue Entwicklungen?

Fiedler:
Wir haben leider noch keine Erfahrungen.

Lüddeke:
Vielleicht nur eine mehr philosophische Frage. Ich würde einfach mal zur Diskussion stellen: Der orale Glukosetoleranztest hat eine große Variabilität, das wissen wir. Die Reproduzierbarkeit liegt bei 70%. Welche Ursachen sind für die große Variabilität verantwortlich? Was ist der Goldstandard?

Fiedler:

Ja, da haben Sie völlig Recht. Das muß ich auch noch einmal sehr betonen, was Sie heute früh auch schon angeschnitten haben, daß der orale Glukosetoleranztest in der Reproduzierbarkeit einer unserer schlechtesten Tests ist. Die große Liste, die notwendig ist, um die Standardisierung erst einmal einigermaßen zu erreichen, läßt natürlich schon ahnen, daß das nie klappen wird, daß immer gewisse Dinge vergessen werden. Davon abgesehen, ist es einmal die präanalytische Vorbereitung des Patienten, die schon sehr aufwendig ist. Das zweite ist, daß natürlich der Test als solcher sehr anfällig ist und der Körper sicher individuell von Tag zu Tag auch unterschiedlich reagieren wird. Wir wissen ja, daß allein schon von der Tageszeit her große Schwankungen zu erwarten sind, weil die Insulinsensitivität in Abhängigkeit von der Tageszeit sich sehr verändert. Man muß, das ist auch eine Standardisierungsfrage, immer zur gleichen Tageszeit den Test durchführen. Ich hoffe, gezeigt zu haben, daß die Variationskoeffizienten von der Analytik und von der biologischen Variabilität her bei den eingesetzten Parametern viel höher sind, als wir uns das eigentlich klar machen. Viele Studien kranken daran, daß das nicht in genügendem Umfang berücksichtigt wird. Natürlich, Studiengrößen von 1000 oder 2000 Patienten gleichen dies irgendwo wieder einigermaßen aus. Jedoch bei Studien, die sehr aufwendig sind oder wo man ganz gezielt nur wenige Patienten einsetzt, müßten diese Dinge viel stärker beachtet werden und vielleicht auch mathematisch herausgerechnet werden.

Addendum

Die Standardisierung von Methoden zur GHb-Bestimmung wurde inzwischen einer Teillösung zugeführt (1). In den nächsten Jahren werden neue automatisierbare Methoden für GHb bzw. HbA_{1c} in die Laboratorien Einzug halten:

- Kombination der Ion-capture-Technik mit Affinitätschromatographie (2),
- Immunoturbidimetrie (3),
- Immunoassay (4, 5).

1) Bruns DE (1992) Standardization, calibration, and the care of diabetic patients. Clin Chem 38:2363–2364 (weitere Literatur).
2) Wilson DH, Bogacz JP, Forsythe CM et al. (1993) Fully automated assay for glycated hemoglobin on the Abbott IMx analyzer utilizing novel approaches for separation and detection. Clin Chem in press.
3) Cully M, Burns G, Engel WD et al. (1992) Homogene immunoturbidimetrische Bestimmung von Hämoglobin A_{1c}. Scientific Presentation Boehringer 1992.
4) Standing SI, Taylor RP (1992) Glycated haemoglobin: an assessment of high capacity liquid chromatographic and immunoassay methods. Ann Clin Biochem 29:494–505.
5) Ng RH, Sparks KM, Hiar CE (1992) Rapid automated immunoassay system for measuring hemoglobin A_{1c} by using precalibrated, unitized reagent cartridges. Clin Chem 38:1647.

Teilnehmerliste

Amir-Moazami, B., Dr. med.
  St. Joseph-Krankenhaus, Zentrallabor, Bäumerplan 24, Berlin
Becker, D., Dr. med.
  Klinikum Berlin-Buch, Karower Straße 11, Berlin
Beier, L., Dr. med.
  Institut für Klinische Chemie, Städtisches Klinikum, Flemingstraße 2, Chemnitz
Bepperling
  Städt. Krankenanstalten, Zentrallabor, Hirschlandstraße 97, Esslingen
Bergner, D., Dr. med.
  Universitäts-Kliniken, Zentrallabor, Krankenhausstraße 12, Erlangen
Bertrams, H.-J., Prof. Dr. med.
  Zentrallabor des St. Elisabeth-Krankenhauses, Moltkestraße 61, Essen
Böcker, J., Dr. med.
  Abteilung für Klinische Chemie am Universitätsklinikum, Hugstetter Straße 55,
  Freiburg
Bolander, M., Dr. med.
  Ärztin für Labordiagnostik, Kreuzberger Ring 60, Wiesbaden
Boßlet, F., Dr. rer. nat.
  Boehringer Mannheim, Sandhofer Straße 116, Mannheim
Breuer, J., Prof. Dr.
  Zentrallabor des Marienhospitals, Virchowstraße 135, Gelsenkirchen
Broers, H., Dr. rer. nat.
  I. Medizinische Universitätsklinik, Hauptlabor, Schittenhelmstraße 12, Kiel
Dickgießer, Prof. Dr. med.
  Hygiene-Institut, Rotthauser Straße 19, Gelsenkirchen
Döller, G., Dr. rer. nat.
  Abt. für Med. Virologie und Epidem. d. Viruskrankheiten, Silcherstraße 7, Tübingen
Drabner, J., Dr. phil.
  St. Vincenz-Krankenhaus, Zentrallabor, Auf dem Schafsberg, Limburg
Dürr, G. K.-H., Prof. Dr. med.
  Innere Abteilung des Krankenhauses, Klosterstraße 19, Lahr
Dürrschmid, M., Oberarzt Dr.
  A. ö. Krankenhaus, Zentrallabor, Krankenhausstraße 9, Linz
Eggstein, M., Prof. Dr. med.
  IV. Ordinariat der Med. Universitäts-Klinik, Ottfried-Müller-Straße 10, Tübingen
Ehrental, W., Dr. Dr. med.
  Med. Univ.-Klinik, Langenbeckstraße 1, Mainz
Eöry, J.,
  Bioscentia, Danziger Straße 26, Dreieich
Ernst, B., Prof. Dr. med.
  Institut für Klin. Chemie, Ernst-Heydemann-Straße 6, Rostock
Federlin, K., Prof. Dr. med.
  Innere Med. u. Endokrinologie, Med. Klinik u. Poliklinik, Rodthohl 6, Gießen

Feldmann, K., Prof. Dr. med.
  Zentralkrankenhaus, Unterbrunner Straße 85, Gauting
Ferner, C., Dr. med.
  Facharzt für Laboratoriumsdiagnostik, Bergstraße 14, Hamburg
Fiedler, H., Prof. Dr. med.
  Bezirkskrankenhaus Suhl, Albert-Schweitzer-Straße 3, Suhl
Fink, P. C., Priv.-Doz. Dr.
  Institut für Laboratoriumsmed., Zentralkrankenhaus, St.-Jürgen-Straße, Bremen
Fischer-Brügge, U., Dr. med.
  Institut für Labormedizin, Jahnstraße 5, Nordhorn
Fratermann, A., Dr. rer. nat.
  Allgem. Krankenhaus Hagen, Zentrallabor, Grünstraße 35, Hagen
Funke, H., Dr. med.
  Institut für Klinische Chemie und Laboratoriumsmedizin der Universität,
  Albert-Schweitzer-Straße 33, Münster
Gauchel, F.-D., Dr. med.
  Städt. Krankenhaus Leverkusen, Zentrallabor, Am Dünnberg 60, Leverkusen
Geißler, M. Dr. med.
  Arzt für Labordiagnostik, Kreuzberger Ring 60, Wiesbaden
Gerbitz, K., Prof. Dr. med.
  Institut für Klinische Chemie, Städt. Krankenhaus Schwabing, Kölner Platz 1,
  München
Graubaum, K., Dr. med.
  Breestpromenade 32, Berlin
Gurr, E., Priv.-Doz., Dr.
  Zentralkrankenhaus, Links der Weser, Senator-Wessling-Straße 1, Bremen
Haas, H., Dr. med.
  Akad. Lehrkrankenhaus, Labor, Hirschlandstraße 97, Esslingen
Habermann, J., Dr. med.
  Laboratorium, Städt. Krankenhaus, Cuno-Niggel-Straße 3, Traunstein
Hafner, G., Dr. med.
  Abt. für Klin. Chemie, II. Med. Universitätsklinik, Langenbeckstraße 1, Mainz
Hanke, T., Dr. phil. nat.
  Krankenhaus d. Barmherzigen Brüder, Zentrallabor, Prüfeninger Straße 86,
  Regensburg
Hehrmann, R., Prof. Dr. med.
  Abt. I der Medizin. Klinik, Ev. Diakonissen-Krankenhaus, Rosenbergstraße 38,
  Stuttgart
Heinrichs, Ch., Doz. Dr. med.
  Städt. Krankenhaus, Leninallee 49, Berlin
Heller, W., Prof. Dr. med.
  Univ.-Klinik Tübingen, Chirurgische Klinik, Calwer Straße 7, Tübingen
Henkel, E., Prof. Dr. med.
  Oststadt-Krankenhaus, Podbielskistraße 380, Hannover
Hinsch, W., Prof. Dr. rer. nat.
  Reinhard-Nieter-Krankenhaus, Zentrallaboratorium, Friedrich-Paffrath-Straße 100,
  Wilhelmshaven
Horpacsy, G., Prof. Dr. med.
  Institut Dr. Lommel, Manforter Straße 225, Leverkusen
Hotz
  Städt. Krankenanstalten, Abt. für Laboratoriumsmedizin, Hirschlandstraße 97,
  Esslingen
Huber, J.-M., Dr. med.
  Chefarzt, Hauptkrankenhaus, Prelasberger Straße 41, Deggendorf
Hummel, L., Dr. med.
  Institut für klinische Chemie und Laboratoriumsmedizin, Bachstraße 18, Jena

Jarosch, E., Primarius Doz. Dr.
  A. ö. Landeskrankenhaus, Zentrallabor, Anichstraße 35, Innsbruck
Jaroß, W., Prof. Dr. med.
  Medizinische Akademie Dresden, Institut für Klinische Chemie, Fetcherstraße 74, Dresden
Johansen, G.-G., Dr. rer. nat.
  Augusta Krankenanstalt, Bergstraße 26, Bochum
Kaehler, H., Prof. Dr. med.
  Krankenhaus Neukölln, Zentrallabor, Rudower Straße 56, Berlin
Kaltwasser, F., Dr. med.
  Marienhospital, Zentrallabor, Boheimstraße 37, Stuttgart
Kampff, S. C., Dr. med.
  Marienkrankenhaus, Zentrallabor, Alfredstraße 9, Hamburg
Kapp, S., Dr. med.
  Arzt für Laboratoriumsdiagnostik, Bahnhofsplatz 2, Mainz
Kashan, A., Dr. rer. nat.
  Boehringer Mannheim, Region Mitte, Otto-Vogler-Straße 19, Sulzbach
Katz, N., Prof. Dr. med.
  Med. Universitäts-Kliniken, Institut für Klin. Chemie, Klinikstraße 36, Gießen
Keller, F., Prof. Dr. med.
  Med. Universitäts-Klinik, Zentrallabor, Josef-Schneider-Straße 2–11, Würzburg
Klein, U., Dr. rer. nat.
  Boehringer Mannheim, Sandhofer Straße 116, Mannheim
Koberstein, R., Priv.-Doz. Dr.
  Boehringer Mannheim, Sandhofer Straße 116, Mannheim
Köhler, P., Prof. Dr. med.
  Abt. für Klinische Chemie, Medizinische Akademie, Nordhäuser Straße 74, Erfurt
Köller, U., Primaria Doz. Dr.
  A. ö. Landeskrankenhaus, Zentrallabor, St. Veiter Straße 47, Klagenfurt
Krämer, H., Dr. rer. nat.
  Boehringer Mannheim, Sandhofer Straße 116, Mannheim
Kratzer, M., Dr. med.
  Klinikum Großhadern, Institut für Klin. Chemie, Marchioninistraße 15, München
Kreutz, F.-H., Prof. Dr. med.
  Städt. Kliniken, Zentrallabor, Mönchebergstraße 41–43, Kassel
Kuss, E., Prof. Dr. med.
  I. Frauenklinik der Universität München, Maistraße 11, München
Lambert, R., Dr. phil. nat.
  Leiter des Gemeinschaftslabors Kasseler Ärzte, Credestraße, Kassel
Lasch, H. G., Prof. Dr. med.
  Zentrum für Innere Medizin an der Justus-Liebig-Universität, Klinikstraße 36, Gießen
Laue, D., Dr. med.
  Neumarkt 1c, Köln
Lehmann, P., Dr. rer. nat.
  Boehringer Mannheim, Sandhofer Straße 116, Mannheim
Leinert, J., Dr. med.
  Prosper-Hospital, Mühlenstraße 27, Recklinghausen
Lindner, B., Dipl.-Biochem.
  Maxim-Zetkin-Krankenhaus, Dr. Robert-Koch-Straße 39, Nordhausen
Lutz, P., Prof. Dr. Dr.
  Kreiskrankenhaus, Zentrallabor, Bunsenstraße 120, Böblingen
Mannhalter, C., Prof. Dr. med.
  I. Med. Universitätsklinik, Forschungslabor, Währinger Gürtel 18–20, Wien
Mathias, D., Dr. Dr.
  Chirurgische Universitätsklinik, Im Neuenheimer Feld 110, Heidelberg

Maurer, C., Prof. Dr. med.
  Pathologisches Institut, Städt. Krankenhaus, Jägerstraße 26, Heilbronn
Mludek, M., Dr. med.
  Städt. Krankenanstalten, Dr. Ottmar-Kohler-Straße 2, Idar-Oberstein
Motschwiller, E., Dr. med. vet.
  Boehringer Mannheim, Sandhofer Straße 116, Mannheim
Müller-Beißenhirtz, W., Dr. med.
  Bürgerhospital, Klinisch-Chemisches Institut, Tunzhofer Straße 14–16, Stuttgart
Müller-Berghaus, G., Prof. Dr. med.
  Kerckhoff-Klinik, Hämostaseologie und Transfusionsmedizin, Sprudelhof 11,
  Bad Nauheim
Nägle, S., Prof. Dr. med.
  Leopoldina Krankenhaus, Inst. f. Laboratoriumsmedizin, Gustaf-Adolph-Straße 8,
  Schweinfurt
Neef, L., Dr. med.
  Leiter des Hygiene-Instituts, Galbreite 24–26, Menden
Paar, D., Prof. Dr. med.
  Med. Klinik der Gesamthochschule, Zentrallabor, Hufelandstraße 55, Essen
Pekker, S., Dr. med.
  Städtisches Klinikum, Abteilung für Bakteriologie und Serologie, Celler Straße 38,
  Braunschweig
Pohl, B., Dr.
  Universitätsklinik, Zentrallabor, Josef-Schneider-Straße 4, Würzburg
Rehbinder, Dr. med.
  Bioscientia – Institut für Laboruntersuchungen, Binger Straße 173, Ingelheim
Reibnegger, G., Doz. Dr. med.
  Institut für Medizin, Chemie und Biochemie der Universität, Fritz-Pregl-Straße 3,
  Innsbruck
Reimann, U., Dipl.-Biol.
  Boehringer Mannheim, Sandhofer Straße 116, Mannheim
Reinauer, H., Prof. Dr. med.
  Lehrstuhl für Klinische Biochemie, Auf'm Hennekamp 65, Düsseldorf
Ringelmann, R., Prof. Dr. med.
  Institut für med. Mikrobiologie, Städt. Klinikum, Moltkestraße 14–18, Karlsruhe
Roka, L., Prof. Dr. med.
  Klinikum der Justus-Liebig-Universität, Institut für Klinische Chemie, Klinikstraße 36,
  Gießen
Roscher, A., Prof. Dr. med.
  Haunersche Kinderklinik, Lindwurmstraße 4, München
Schäfer, A. J., Dr. Dr.
  Arzt für Labormedizin, Dotzheimer Straße 20, Wiesbaden
Schassan, H., Prof. Dr. med.
  Dr.-Horst-Schmidt-Kliniken, Zentrallabor, Ludwig-Erhard-Straße 100, Wiesbaden
Scheiermann, N., Priv.-Doz. Dr. med.
  Chefarzt des Instituts für Laboratoriumsmedizin, St. Markus Krankenhaus, Frankfurt
Schlebusch, H., Dr. rer. nat.
  Leiter des Labors, Univ.-Frauenklinik, Sigmund-Freud-Straße 25, Bonn
Schmidt-Gayk, H., Prof. Dr. med.
  Im Breitspiel 15, Heidelberg
Schmitz, G., Prof. Dr. med.
  Chefarzt am Institut für Klin. Chemie, Uniklinik Regensburg, Regensburg
Schriewer, H., Prof. Dr. med.
  Zentrallabor der Krankenhäuser des Märkischen Kreises, Paulmannshöher Straße 21,
  Lüdenscheid
Siegert, G., Dr. med.
  Medizinische Akademie Carl Gustav Carus, Institut für Klinische Chemie, Dresden

Spanuth, E., Dr. rer. nat.
 Boehringer Mannheim, Sandhofer Straße 116, Mannheim
Stein, T., Dr. med.
 Arzt für Laboratoriumsmedizin, Wallstraße 10, Mönchengladbach
Steinbach, Dr. med.
 Zentrale Einrichtung für Klin. Chemie der Universität, Steinhövelstraße 9, Ulm
Stötzer, K.-E., Dr. rer. nat.
 Boehringer Mannheim, Sandhofer Straße 116, Mannheim
Thomas, L., Prof. Dr. med.
 Leiter des Zentrallabors Krankenhaus Nordwest, Steinbacher Hohl 26, Frankfurt
Töpfer, G., Dr. med.
 Bezirkskrankenhaus, Girbigsdorfer Straße 1–3, Görlitz
Trendelenburg C., Prof. Dr. med.
 Städt. Krankenhaus, Inst. für Laboratoriumsmedizin, Gotenstraße 6–8, Frankfurt
Treude, R., Dr. med.
 Leiter am Zentrallabor, BW-Krankenhaus, Rübenacher Straße 170, Koblenz
Urbahn, H., Prof. Dr. rer. nat.
 Medizinische Akademie, Leipziger Straße 44, Magdeburg
Venema, F., Dr. med.
 Klinikum, Zentrallabor, Am Hasenkopf 1, Aschaffenburg
Völkert, E., Dr. rer. nat.
 Boehringer Mannheim, Sandhofer Straße 116, Mannheim
Vollmer, U., Dr. med.
 Chefarzt der Nuklearmedizin, Stadtkrankenhaus, Albert-Schweitzer-Straße 10,
 Kulmbach
Wagener, C., Prof. Dr. med.
 Institut für Klinische Chemie, II. Med. Universitätsklinik, Martinistraße 52, Hamburg
Wagner, H.-A., Dr. med.
 c/o Ärztliche Apparategemeinschaft, Von-Siemens-Straße 10, Göttingen
Wallenstein, F.-A., Dr. med.
 Kreiskrankenhaus, Schwarzenmoorstraße 70, Herford
Witt, I., Prof. Dr. med.
 Universitäts-Kinderklinik, Biochemisches Labor, Mathildenstraße 1, Freiburg
Wüst, H., Dr. med.
 Medizinisch-diagn. Institut der Städt. Krankenanstalten, Moltkestraße 4, Karlsruhe
Zahn
 Institut für Pathologische Biochemie der Martin-Luther-Universität, Halle
Zapata, M., Dr. med.
 Arzt f. Laboratoriums- und Transfusionsmedizin, Lange Straße 65, Baden-Baden
Ziegler, R., Prof. Dr. med.
 Medizinische Klinik I, Universität Heidelberg, Bergheimer Straße 58, Heidelberg
Ziergöbel, R.,
 Boehringer Mannheim, Sandhofer Straße 116, Mannheim
Zügel, M., Dr. med.
 Boehringer Mannheim, Sandhofer Straße 116, Mannheim

Sachverzeichnis